"健康中国·你我同行"
科普读物

健康
从"心"做起

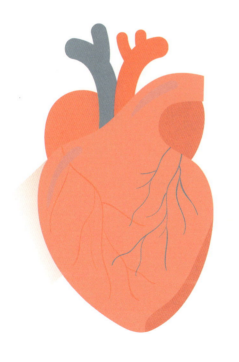

国家卫生健康委宣传司 组织编写

胡盛寿 主 编

人民卫生出版社
·北京·

图书在版编目（CIP）数据

健康，从"心"做起 / 国家卫生健康委宣传司组织
编写；胡盛寿主编. -- 北京：人民卫生出版社，2025.
8. -- ISBN 978-7-117-38202-1

Ⅰ. R54

中国国家版本馆 CIP 数据核字第 20257LQ254 号

健康，从"心"做起
Jiankang, Cong "xin" Zuoqi

策划编辑	庞　静　赵沐霖　　责任编辑　赵沐霖
数字编辑	闫　瑾
书籍设计	尹　岩　梧桐影
组织编写	国家卫生健康委宣传司
主　　编	胡盛寿
出版发行	人民卫生出版社（中继线 010-59780011）
地　　址	北京市朝阳区潘家园南里 19 号
邮　　编	100021
E - mail	pmph @ pmph.com
购书热线	010-59787592　010-59787584　010-65264830
印　　刷	北京华联印刷有限公司
经　　销	新华书店
开　　本	710×1000　1/16　　印张:19
字　　数	212 千字
版　　次	2025 年 8 月第 1 版
印　　次	2025 年 8 月第 1 次印刷
标准书号	ISBN 978-7-117-38202-1
定　　价	75.00 元

打击盗版举报电话　010-59787491　　E- mail　WQ @ pmph.com
质量问题联系电话　010-59787234　　E- mail　zhiliang @ pmph.com
数字融合服务电话　4001118166　　　E- mail　zengzhi @ pmph.com

编写委员会

主　编　胡盛寿

副主编　杨进刚　杨伟宪　潘湘斌

编　委（以姓氏笔画为序）

马文君　王佐翔　王现强　王晓峰　王增武　冯　雪
冯广迅　冯新星　刘　琼　刘亚欣　刘慧慧　许连军
孙筱璐　李　响　李　莎　李　萌　李世国　李思聪
李淑娟　杨伟宪　杨进刚　吴永健　邱荻菲　何　喆
宋　雷　宋会军　初炳倩　张　彦　张宇辉　陈燕燕
罗　勤　罗明尧　郑　林　赵　晟　胡安易　胡志成
胡盛寿　段安琪　姚　焰　卿　平　高　莹　高子昱
高晓津　郭远林　黄志华　董　靖　曾　理　谢涌泉
蔡建芳　樊晓寒　潘湘斌

编写秘书　马丽媛

审稿专家　梁　春　杨　靖　戴宇翔　秦　牧　闫小响　崔海明
丁　茹

7

党的二十大报告指出，把保障人民健康放在优先发展的战略位置，完善人民健康促进政策。习近平总书记强调，健康是幸福生活最重要的指标，健康是1，其他是后面的0，没有1，再多的0也没有意义。

普及健康知识，提高健康素养，是实践证明的通往健康的一条经济、有效路径。国家卫生健康委宣传司、人民卫生出版社策划出版"健康中国·你我同行"系列科普读物，初心于此。

系列科普读物的主题最大程度覆盖人们最为关心的健康话题。比如，涵盖从婴幼儿到耄耋老人的全人群全生命周期，从生活方式、心理健康、环境健康等角度综合考虑健康影响因素，既聚焦心脑血管疾病、癌症、慢性呼吸系统疾病、糖尿病、传染病等危害大、流行广的疾病，也兼顾罕见病人群福祉等。

系列科普读物的编者是来自各个领域的权威专家。他们基于多年的实践和科研经验，精心策划、选取了广大群众最应该知道的、最想知道的、容易误解的健康知识和最应掌握的基本健康技能，编撰成册，兼顾和保证了图书的权威性、科学性、知识性和实用性。

系列科普读物的策划也见多处巧思。比如，在每册书的具体表现形式上进行了创新和突破，设置了"案例""小课堂""知识扩展""误区解读""小故事""健康知识小擂台"等模块，既便于读者查阅，也增加了读者的代入感和阅读的趣味性及互动性。除了图文，还辅以视频生动展示。每一章后附二维码，读者可以扫描获取自测题和答案解析，检验自己健康知识的掌握程度。此外，系列科普读物作为国家健康科普资源库的重要内容，还可以供各级各类健康科普竞赛活动使用。

每个人是自己健康的第一责任人。我们希望，本系列科普读物能够帮助更多的人承担起这份责任，成为广大群众遇到健康问题时最信赖的工具书，成为万千家庭的健康实用宝典，也希望携手社会各界共同引领健康新风尚。

更多该系列科普读物还在陆续出版中。我们衷心感谢大力支持编写工作的各位专家！期待越来越多的卫生健康工作者加入健康科普事业中来。

"健康中国·你我同行"！

专家指导委员会

2023 年 2 月

前言

　　医学作为一门动态演进的学科，正经历着前所未有的变革。哈佛大学医学院院长 Sydney Burwell 曾警示："我们现在教的知识，十年后约有一半是错的。"这一论断在心血管领域尤为凸显——全球心血管相关学术论文已超百万篇，诊疗指南每 5 年左右全面更新，新理念、新药和技术迭代日新月异。然而，医学科普的发展有一定程度的滞后，市售书籍多基于陈旧理念，难以反映医学预测和预防的核心价值，公众对心血管危险因素管理忽视，心肌梗死早期识别等常识认知模糊，导致一些患者因缺乏急救知识错失黄金救治窗口，或因忽视长期管理导致病情反复。

　　我国心血管病死亡率在城乡居民总死亡率中仍居首位，而 80% 的心肌梗死可通过早期预防避免。在此背景下，国家卫生健康委宣传司组织编写"健康中国·你我同行"科普读物心血管分册，打破专业壁垒，以通俗语言传递科学理念，提升全民健康素养。我们在编写本书时，希望在医学技术加速发展与公众健康需求之间搭建沟通桥梁，实现四个目标。

　　首先，前移健康管理关口，强化预防优先理念。医学模式已从"治疗为主"转向"预防为先"，本书将这一理念贯穿始终。根据个人年龄、身体指标和心血管危险因素，可以在很大程度上预测一个人发生心血管疾病的情况。医生已经能够开出预防"处方"——改变生活方式或应用药物，可以延缓或预防心血管疾病的发生。预防也能大幅降低医疗费用。

其次，破除"唯技术论"误区，重塑防治平衡观。目前有部分医生沉迷技术革新，有些患者过度依赖手术，但多数心血管病"可防、可治，但不可根治"。例如，冠心病患者即使接受支架植入，仍需终身管理与血脂、血压和血糖有关的危险因素，否则仍有可能复发。

然后，应对心血管急症的关键，是普及急救常识，打通生命救援"最后一公里"。心肌梗死不仅会导致心肌坏死、心力衰竭，更可能因恶性心律失常引发猝死。但我国七成心源性猝死发生在院外。因此，剧烈胸痛、怀疑心肌梗死时，应立即拨打120急救电话，不要存侥幸心理。

最后，公众也要知晓，一些新技术正让很多重症患者从绝境突围到生命重塑。比如，对于不能耐受外科换瓣手术的重度主动脉瓣疾病患者，采用"不开胸"的置换术可明显提高生存率，显著缩短康复周期，尤其适合高龄、合并症多的患者；终末期心衰患者死亡率高，生活质量严重下降，而我国自主研发的新一代磁悬浮人工心脏，明显降低了患者的死亡率，临床效果达到了国际先进水平。

本书以心血管健康为主线，融入科学性、人文性与实用性，构建"预测—预防—治疗—康复"闭环，收录多个真实案例，贴近大众认知，打破专业壁垒，强调"技术选择需因人而异"，展现医学的温度。

希望读者通过本书认识到健康不仅仅是先进医疗技术的馈赠，更是自身长期经营的结果。医学的终极目标，不是治愈所有疾病，而是让更多人免于疾病的威胁。愿这本书成为一把钥匙，帮助读者打开主动健康的大门，在医学飞速发展的时代，守住生命的底线，拥抱健康的无限可能。

胡盛寿

2025 年 5 月

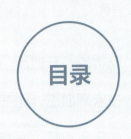

目录

危险识别和急救

高血压：无声的杀手

治疗斑块，应抓胆固醇

冠心病：猝死元凶

心衰是心脏病的严重阶段

血管相关疾病：识别和治疗

心律失常：解码心脏的异常跳动

心脏变形，要查原因

静脉血栓栓塞和肺血管疾病：小事中藏隐患

结构性心脏病：介入治疗显身手

心脏相关疾病：联动危机

心脏病预防和康复

危险识别
和急救

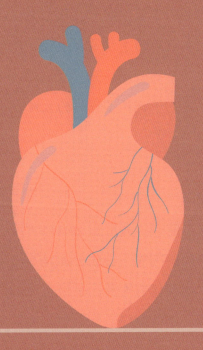

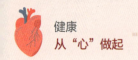
心脏会通过症状如胸痛、胸闷、心慌、腿部肿胀或者突然晕厥等来进行"呼救"。当然有这些症状，并不一定都是心脏的问题。本章将带大家了解这些常见症状的原因，尤其是哪种情况与心脏有关，也将教大家如何急救，学会心肺复苏和使用自动体外除颤器（AED）。掌握这些知识，不仅能够保护自己，还能在关键时刻救助他人。

胸口不舒服，要考虑心脏有问题

李阿姨，68岁，在做晚餐时突然出现胸部发憋，脖子像被人掐着一样，呼吸困难，同时左臂酸痛，全身大汗，半个多小时后感觉有所减轻。正好儿子回家，怀疑李阿姨发生了心肌梗死，坚持把她送到了医院急诊。医生做完心电图检查，证实了儿子的猜测，在随后的急诊造影发现，李阿姨有一根大血管从根上完全堵死了，通过手术治疗置入了1枚支架，7天后出院了。医生说，是儿子挽救了妈妈的生命。

 小课堂

1. 四种胸痛可致命

以下几种胸痛，可能警示有严重的心血管或胸部疾病。

第一种是心肌梗死的胸痛。心肌梗死是冠心病的一种，典型特点是有剧烈的胸痛或胸闷伴有大汗，是最常见的危及生命的疾病。

第二种是主动脉夹层的胸痛。常见患高血压但血压控制不佳的人群，其特点是疼痛剧烈，呈撕裂样，疼痛程度一开始就达到了顶峰。

第三种是肺栓塞的胸痛。特点是胸痛伴有呼吸困难和咳嗽，有时伴有咯血，常见于长期卧床、手术后或长途旅行的人群。

第四种是气胸的胸痛。气胸是指气体进入胸膜腔造成的积气状态，多由胸部损伤、肺部疾病等引发，常见于瘦高的青壮年男性、长期吸烟者、重体力劳动者等，可出现胸痛、胸闷、呼吸困难、咳嗽等症状。

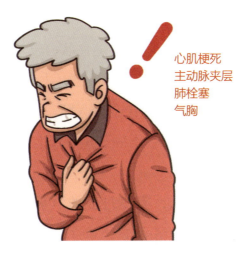

心肌梗死
主动脉夹层
肺栓塞
气胸

四种胸痛可能会危及生命

2. 胸痛，都很危险吗

除了上述几种疾病，引起胸痛、胸闷的疾病还有很多，如胸廓及胸壁病变、呼吸系统疾病、胃和食管疾病等，甚至正常人在剧烈运动、精神紧张、生气、激动、室内空气流通不畅等情况下，都可能会出现胸部不舒服的情况，因此，并不是所有的胸痛都有威胁生

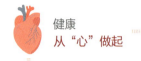

命的可能。

一些特殊情况有助于我们大致判断为何胸部不适，如胸痛伴有咳嗽、咳痰、发热，常见于气管、支气管和肺部疾病；如疼痛局限在肋骨某一个点且有压痛，可能为肋软骨炎。胃内容物反流入食管也会引起不适症状，可能原因是胃酸刺激食管，即胃食管反流。另外，精神心理性疾病如抑郁和焦虑，也常有胸部不适的表现。

 知识扩展

危险胸痛或胸闷症状的识别

主要看胸部不舒服的性质和伴随症状，出现以下情况尤其要警惕。

（1）剧烈的胸痛或胸闷，伴全身大汗、恶心、呕吐等症状，疼痛放射至其他部位如颈部、下颌、左肩或上臂，时间超过 15 分钟，大概率是心脏的问题。

（2）伴有晕倒、黑矇，有一过性的意识丧失，或有意识模糊、反应迟钝。

（3）嘴唇发绀、咯血、血压很低或明显升高，以及面色苍白等。

（4）有心血管危险因素的居民，如 60 岁以上、"三高"（高血压、高血糖、高血脂）肥胖、吸烟。生活压力很大，工作节奏很快，生活又不规律的人，要了解、重视上述的症状。

误区解读

胸痛忍一会儿就好了，没啥问题

这种观念不对。即使胸痛能够自行缓解，也不应忽视。多种疾病可表现为胸痛，有些可能危及生命。心脏病发作有阵发性的特点，也就是发作时难受一阵、过一会儿可能就好了，心绞痛的表现就是这样。这是因为，堵住血管的血栓是动态变化的，一会儿堵住了血管，一会儿又化开了；如果血栓化不开、造成心肌坏死，影响到了心脏的"电路系统"，心脏就有可能停跳。在我国，因急性心肌梗死而死亡的居民，超过70%在医院外死亡，主要是因为不了解心肌梗死的症状，延误了救治。因此即使是短暂的胸痛，也应该尽快就医。

心慌，就是患了心脏病吗

张女士，37岁，近期因为压力大，感到心慌不适，自觉心跳比以前快，还有心跳不整齐的情况。在医院做动态心电图，发现有几百次的房性早搏，超声心动图检查结果正常，医生告诉她，她的早搏数量不是很多，可能与近期工作压力大有关，可适当休息，不需要吃药。

 小课堂

1. 心慌，可能的原因有哪些

（1）生理性原因：剧烈运动、吸烟、喝咖啡、喝茶、饮酒

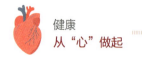
时，人们可能会感受到心慌，这是心脏活动加快或心跳有力，导致心跳感觉异常。某些心理性因素，如压力大、焦虑、受到惊吓、情绪波动等同样能导致心慌。

（2）心脏疾病：多种心脏疾病都可加重心脏负担，使心脏收缩力增加，人会感到心慌，如高血压、主动脉瓣疾病、先天性心脏病等。早搏、心房颤动（简称房颤）、心动过速和过缓等心律失常是最常见的心慌原因。

（3）其他疾病或药物：甲状腺功能亢进、低血糖、贫血、发热等疾病，可引起机体的交感神经兴奋，导致心率加快和心跳有力，人也会感到心慌。此外，也有一些药物会提升心率。

2. 饮酒、喝咖啡和茶，为啥会心慌

酒精、咖啡和茶都可刺激交感神经系统，引起心跳加快和血压升高，进而导致心慌。偶尔一次喝"大酒"或者常喝酒，可能引起房颤；年轻人在第一次喝咖啡时，很可能会出现心慌、心率快，甚至失眠。但不同的人对咖啡的敏感性也不相同：有些人喝一点咖啡，就感到心慌；有些人则是"咖啡控"，一天到晚喝 5 ~ 6 杯，也无任何不适。

 知识扩展

什么样的心慌，提示有危险

如果心慌伴有明显的胸痛或胸部压迫感，可能是心脏疾病的警告信号。尤其是心慌伴随背部、颈部、下颌部、胃部、手臂等不适、疼痛，呼吸困难，头晕，突然出冷汗、大汗淋漓，合并一过性

意识丧失（晕厥）、眼前发黑、肢体抽搐、肢体无力或麻木等症状时，应立即寻求医疗帮助。如果心慌症状明显，影响了生活，也应及时就医，以便明确病因并得到治疗。

 误区解读

自觉心脏有停跳，会发生危险

不一定。心律失常时，由于心脏跳动不规则，或有一段间歇，人会感到心悸，甚至有停跳的感觉，最有可能的是发生了早搏，也有可能是房颤或传导阻滞。发生早搏并不一定是患了心脏病，很多人都有一些早搏。至于是哪种类型的心律失常，需要到医院确诊。

腿部肿胀，该看哪个科

刘先生，55岁，平常工作忙，时常坐飞机出国。最近一次出差回来，刘先生发现左腿部肿胀，起初以为只是坐飞机引起的水肿，并没太多关注。几天后，左腿部肿胀非但没有消退，反而开始疼痛，于是去医院看病。下肢静脉超声检查提示左侧深静脉出现了血栓。医生给他开了抗凝药。

 小课堂

腿部肿胀的常见原因

腿部肿胀的病因有很多种，推荐腿部肿胀的患者到医院的内

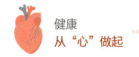
科、心内科或肾内科进行初步筛查，然后根据医生临床判断到相应专科进一步诊治。

腿部肿胀是心力衰竭（简称心衰）患者常见的症状之一。一般来说，心衰引起的水肿首先出现于脚踝，长期卧床者可能出现在腰部。随着病情加重，逐渐向上蔓延。心衰患者往往存在一些心脏基础疾病，或伴随有胸闷等症状，进一步通过抽血化验、行心电图和超声心动图等检查，能够判断是否有心衰。

下肢深静脉血栓也会造成水肿，多见于长期卧床或下肢不能正常活动的患者。这是由于下肢肌肉收缩少，不能挤压血液流向心脏，从而形成血栓，可表现为疼痛性肿胀，行走时加剧。深静脉血栓一旦脱落，可随血流流动，如堵塞在肺动脉引起肺栓塞，甚至有猝死的可能。但也有约一半的深静脉血栓患者，没有任何症状，在肺栓塞后引起胸痛或气短才发现双下肢的血栓。

肾脏疾病引起的水肿，早期可能有晨起眼睑和颜面水肿，以后逐渐发展至全身，急慢性肾小球肾炎、肾病综合征等均可引起水肿。糖尿病、高血压等均可导致肾脏损害。

腿部的软组织或骨损伤，如韧带扭伤、肌腱拉伤、骨折和软骨撕裂，通常会导致损伤侧下肢迅速肿胀，这也是腿部肿胀的常见原因。

 知识扩展　///

1. 腿部肿胀时，该做哪些检查

患者需接受全面的体格检查，包括观察肿胀的严重程度、分布情况、按压是否出现凹陷、诱因和缓解因素。通过抽血化验检查脑利尿钠肽（BNP）或 N 末端脑钠肽前体（NT-proBNP）、心肌酶、肾功能、肝功能、甲状腺功能、电解质等，以排除心脏疾病、肾脏疾病、肝脏疾病、甲状腺疾病或其他潜在的系统性问题。尿液检查可通过尿蛋白、微量白蛋白、红细胞等指标评估肾脏病变。通过超声心动图检查评估心脏功能和心脏瓣膜的情况，可以排除心衰造成的水肿。通过下肢静脉超声检查，可以排除深静脉血栓形成的可能性。通过腹部超声检查评估是否存在肝硬化、腹水等，可以排除肝脏疾病造成的水肿。

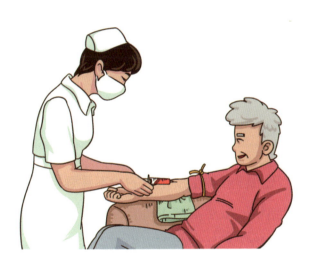

水肿时常需要抽血化验明确诊断

2. 谁该穿压力袜，应该怎么穿

当长时间站立或静脉瓣膜关闭出现问题时，血液会因重力作用而不能顺利往上流动，导致下肢出现静脉曲张。压力袜是辅助缓解腿部静脉曲张的袜子。压力袜的紧度高于普通袜子，并且是下紧上

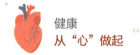
松，脚踝处的压力最大，压力由小腿下部至上部逐渐递减。压力袜通过对小腿外部施加适当的压力，促进小腿静脉的血液回流至大腿，从而减轻腿部静脉曲张的症状。

压力袜适用于有静脉曲张或深静脉血栓形成的患者、久坐或长时间站立者、孕妇等。如何正确穿戴压力袜呢?

（1）选择合适尺码：压力袜有不同的压力等级和尺码，要选择适合自己尺寸的压力袜，以确保有效的压力作用。

（2）在早晨起床后穿戴：因为此时腿部水肿较轻，容易穿进去。用手握住袜子的顶端，慢慢将其套至脚踝处，逐步向上拉动袜子，确保袜子贴合皮肤但不过紧。

（3）定期清洁和更换压力袜：除注意定期清洗外，经常使用的压力袜可能会逐渐失去弹性，因此需要定期更换。

误区解读

1. 长时间坐飞机腿部肿胀是正常的，不需要担心

这个观点错误。虽然乘坐飞机腿部出现肿胀在多数情况下是正常的，但是在长途飞行后的两周内发现一条腿持续肿胀不退，应警惕下肢静脉血栓风险，需前往医院就诊。长途飞行中穿压力袜可以减轻腿部肿胀，降低血栓风险。如果有下肢深静脉血栓或肺栓塞的病史，或存在血栓形成的潜在风险，在计划长期飞行前，可先咨询医生的意见。

2. 腿部肿胀，就要吃利尿剂

当出现腿部肿胀时，许多人的第一反应是使用利尿剂，这种做

法可能不太合理。腿部肿胀并不总是因为体内液体过多造成，它可能是许多不同疾病或情况的结果，包括心脏疾病、肝肾疾病、淋巴回流障碍，或者是长时间保持同一姿势导致的局部循环问题。此外，利尿剂如果使用不当，会造成脱水、电解质紊乱等副作用。只有经过医生仔细评估后，确定腿部肿胀确实是由于体内液体过多引起的，才建议吃利尿剂。因此，切勿自行服用利尿剂，而应寻求医疗专业人员的建议。

有些晕厥很危险

　　小李，23 岁，偏瘦，平时身体健康。一天早上，她在挤地铁时，突然感到头晕，随后失去意识并摔倒。周边的人看到她脸色苍白，以为发生了心脏停搏，打算心肺复苏。结果小李自己醒过来了，休息大约 20 分钟后，她被送到医院急诊，检查没有发现心脏问题，最终诊断为反射性晕厥。医生告诉她平时多喝水，加强锻炼，在头晕感到要摔倒时，应赶紧蹲下或躺下，避免摔伤。

 小课堂

什么是晕厥

　　突然晕倒伴有短暂的意识丧失为晕厥，是一过性短暂性脑灌注不足，患者无法维持正常体位而摔倒，其特点是发作迅速、持续时间短，且意识能够自行恢复。晕厥的发生率比较高，有 40% 的人

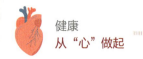
在一生中会发生晕厥：主要是由于脑血流短暂中断 6～8 秒或收缩压下降（＜ 60mmHg）时，大脑功能不能维持，人会失去意识，肌张力下降，紧接着摔倒；而有的晕厥与心脏疾病有关。身体反射造成的晕厥，是反射性晕厥；直立时血压偏低引起的晕厥，是直立性低血压性晕厥。

 知识扩展

1. 晕厥，要注意检查有无心脏疾病

许多心脏疾病可能会有晕厥的表现，可分为两大类型，一种是心律失常，一种是心脏结构问题。对于所有发生晕厥者，首先都需要除外心脏疾病导致的晕厥。

心跳特别慢或特别快，都可引起脑血流量不足：严重的心跳缓慢，大脑得不到充分的血液供应；心跳太快时，血液还没有来得及流回心脏，心肌就又开始收缩了，导致射出去的血反而减少了。心跳太慢可能需要安装起搏器；有的心动过速需要射频导管消融治疗。

心脏结构异常也可导致晕厥，比如患有严重的主动脉瓣狭窄和肥厚型心肌病，有这两种情况的患者心脏射血受到阻碍，大脑会发生一过性的供血不足。其他心脏疾病如心肌梗死、先天性冠状动脉畸形、主动脉夹层等，也可有晕厥的表现，这些疾病可危及生命。有些心脏病很隐匿，一次发作后可能过几个月，甚至几年才会再次发作，此时可能需要长期监测，以发现一些很少见、但也有可能是致命的疾病。

2. 血压低，也可导致晕厥

有一类晕厥，叫直立性低血压性晕厥，即从卧位到直立位时血压下降并发生了晕厥，常见于老年人、体弱多病者，服用降压药的高血压患者也可发生。建议体位变化出现头晕、跌倒和晕厥的患者测量卧立位血压（平卧 5 分钟测卧位血压，在站立位 3 分钟内多次测量血压），如果收缩压降低超过 20mmHg 或舒张压持续降低超过 10mmHg，或站立位收缩压值小于 90mmHg，可考虑直立性低血压。

误区解读

晕厥，都是很严重的疾病

不一定。以案例中的小李为例，经过评估，被确诊为反射性晕厥。反射性晕厥又称血管迷走性晕厥，是最常见的一类晕厥。反射性晕厥是良性疾病，经过健康教育 1 ~ 2 年内晕厥复发率能明显减少。反射性晕厥一般有一定的诱因，如较长时间站立、情绪激动、压力大、疼痛，或见到了一些令人害怕的画面，有些人去医院抽血化验一见血就晕倒，有些学生在操场上站立时间偏长晕倒，都是这种情况。这是因为诱因出现时，机体反射导致了一过性血压下降和／或心率减慢，患者可能会有面色苍白、汗出和／或恶心。由特定的生理情况触发的晕厥，如排尿、胃肠道刺激、咳嗽、打喷嚏等，也属于反射性晕厥。

考虑为反射性晕厥患者，建议消除或减少诱因，避免长时间站立或久坐，少去炎热拥挤的环境，保持充足饮水，适当多吃盐、穿弹力袜及进行运动康复等。对于晕厥前有症状的患者，推荐肢体反压力动作：让下肢肌肉收缩，促进下肢血液的回流，升高血压，避免晕厥。这些动作也可用于预防直立不耐受症状的出现或加重，适合运动功能尚好的患者，也可用于应急。

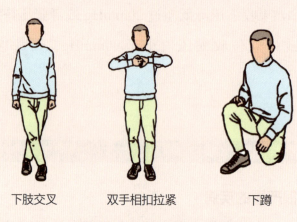

下肢交叉　　　　双手相扣拉紧　　　　下蹲

肢体反压动作可以避免晕厥

心肺复苏，我为人人，人人为我

　　王先生，68岁，患高血压和糖尿病已有10多年，但他一直没有接受规范的药物治疗，平时还有抽烟和饮酒的习惯。最近一周，王先生经常出现活动后胸闷和气短的症状。他决定到医院去看看，结果刚到医院门诊大厅，突然感到胸闷加重、伴有胸痛和大量出汗，随即意识丧失，摔倒在地。幸运的是，门诊的医护人员迅速对他实施心肺复苏，并及时将他转送至急诊室。经过积极抢救，王先生最终转危为安。

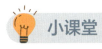 小课堂

如何进行心肺复苏

心肺复苏是一种救命的技术，在发现有人心脏停搏时，通过按压胸部，间接地挤压心脏，可维持心脏的射血功能和血液循环，避免全身脏器缺血坏死，并有可能恢复心跳。人工呼吸是通过向患者口中吹气，用于纠正缺氧。由于人在心脏停搏时，意识完全丧失，能不能得到救治，高度依赖旁观者，若旁观者会这种技术，就是救人一命。如果你自己也发生了意外，别人也可能会救你一命。学会心肺复苏并能够关键时刻施以援手，可谓"我为人人，人人为我"。心肺复苏的要点如下。

（1）务必确保在抢救的过程中周围环境安全，避免发生二次伤害。

（2）快速评估患者意识，拍打患者的肩部并大声呼唤，观察患者是否有反应。若患者无反应、无呼吸或意识丧失，应立即开始心肺复苏。

（3）紧急呼救，寻求帮助：在实施心肺复苏的同时，寻求周围人的帮助，并拨打120，提供准确地址和联系方式；请人帮忙寻找附近的AED。

（4）正确摆放患者体位，将患者置于硬板床或地面上，去枕平卧，头颈、躯干无扭曲，双臂置于身体两侧，解开患者的衣领和腰带。

（5）确定按压位置：按压位置通常在剑突上方两横指处，或男性患者的两侧乳头连线中点。瘦弱者可沿肋弓中心触摸剑突。

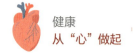

（6）开始胸外按压：按压时将一只手的掌根部放在按压部位，另一只手叠放其上，手指交叉锁紧。身体前倾，肘部伸直，以髋关节为轴心，手臂垂直用力按压，然后迅速放松，使胸廓完全回弹。按压的频率为每分钟 100 ~ 120 次，按压深度为 5 ~ 6cm。

（7）开放气道，并进行口对口人工呼吸，每胸外按压 30 次后，进行 2 次人工呼吸，如此为一个循环。

（8）完成 5 个循环的胸外按压和人工呼吸后，重新判断患者情况。

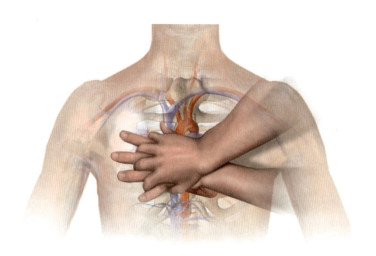

胸外按压位置与手势

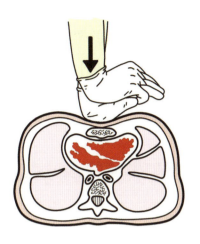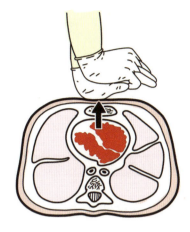

胸外按压

 知 识 扩 展

非医务人员，可以实施心肺复苏吗

　　心脏停搏时，人一般会在 10 秒左右失去意识，30 秒内停止呼吸，4 分钟后发生脑死亡，因此只等待医务人员的救治是来不及的。胸外按压，是通过按压，让患者的心脏被动挤压出来血液，维持大脑、心脏等重要脏器的血供。只有有效按压、及时救助，才能挽救生命。无论是经过培训的专业人员还是未经培训的非专业人员，均可以进行胸外按压，非医务人员可以在事发现场拨打 120，在接线员的电话指导下进行心肺复苏。值得注意的是，《中华人民共和国民法总则》第 184 条明确规定，因自愿实施紧急救助行为造成受助人损害的，救助人不承担民事责任，这为善意施救者提供了法律保障。

可以只进行胸外按压，不做人工呼吸吗

　　答案是肯定的，无论是什么原因引起的心脏停搏，都导致没有

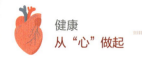
血液供应脏器，胸外按压是确保血液供应最重要的手段，能够显著提高患者的存活率。国际复苏联络委员会发起的"世界重启心脏"倡议，强调挽救一条生命，只需三步，即检查—打急救电话—按压心脏，不一定要做人工呼吸。

 误区解读

心肺复苏，会伤害患者

这个观点错误。很多人担心心肺复苏会对患者造成伤害，其实，最大的风险是袖手旁观。有研究表明，无论是否是心脏停搏，心肺复苏的益处超过了胸部按压的风险。心肺复苏每延迟1分钟，存活可能性就降低10%。旁观者实施心肺复苏，可大幅增加存活概率。

在进行心肺复苏时，如果患者躺在床上或沙发上，背部无支撑进行按压效果差，可将其移动到地面或硬板床上。操作也别拘泥于小节，胸外按压可能需要剪开衣服、暴露胸部，不要因为性别畏手畏脚。记住，救治一条鲜活的生命，远比拘泥于小节更为重要。

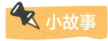 **心肺复苏简史**

东汉时期，张仲景在《金匮要略》中就有了关于心肺复苏的描述，时间早于西方约一千年。西方早期的复苏方法是，将草灰放在患者的胸部加热和用羽毛刺激患者；在抢救溺水者时，常常采用"倒挂金钩"法，或者使用木桶疗法、马背颠簸疗法。现代心肺复

苏是在全然无意中被发现的：约翰霍普金斯大学一名生物医学工程系的研究生在实验时意外发现，按压胸壁不仅可产生脉搏，且有助于恢复自主循环。

AED，是傻瓜"救命神器"

张先生，40岁，比较胖，有血压高和糖尿病。几天前，在幼儿园组织的亲子运动会上，他突然丧失意识，摔倒在地。万幸的是有个家长是医生，马上给他进行了心肺复苏，并及时应用了AED。AED提示张先生有心室颤动（简称室颤），需要电除颤，随即AED放电终止了室颤。当急救人员到场时，张先生意识已恢复，被送往医院接受进一步救治。

 小课堂

AED 的使用步骤

AED能自动识别需要电击的异常心律并进行电击，消除心脏的"颤动"，恢复其正常的泵血功能。AED的使用步骤如下。

（1）确保周围环境安全，避免危险物品或液体，确保施救者和被救者不会受到伤害，如果被救者胸部有汗，须尽快擦干。

（2）打开AED，遵循指令进行操作。将电极片贴在被救者的胸部。AED将自动分析心律情况，分析完成后，会给出相应提示。

（3）电除颤：根据AED的指令，按下电除颤按钮，然后立刻远离被救者，并确保无人接触。除颤完成后，继续按照AED指示

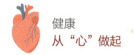
进行心肺复苏，不取下电极片。心肺复苏 2 分钟后再次使用 AED
进行评估，如 AED 建议再次除颤，重复流程。

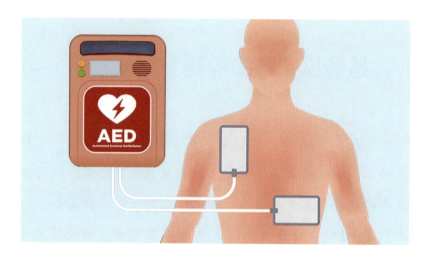

AED 会自动分析心律

 知 识 扩 展

什么情况下需要使用 AED

　　超过 80% 的心脏停搏是恶性心律失常引起。但心脏停搏并不
都是心电图变成一条直线，完全不跳了，还可能是室颤或其他类型
室性心动过速（简称室速），可以理解为心脏的电线漏电、电流紊
乱，心脏不能规律地收缩，不能把血液射出心脏，如不及时救治，
脏器得不到血液供应，就会导致死亡。每拖延一分钟，患者的生存
率即降低 10%。电除颤能够终止这种状况，其作用机制可以理解为
用一个非常强的电流把心脏的紊乱电流完全消除，心脏用本身的起
搏电流接管心脏，从而恢复自主心跳。在医院使用的除颤器需要专

业人员规范操作，但在公众场合，非专业人员可以使用 AED，让机器自动判断是否需要除颤。

 误区解读

有了 AED，就不用胸外按压了

此观点错误。胸外按压是确保血液供应最重要的手段，而 AED 只能对室颤和室速这两种心律失常发挥作用。胸外按压是通过直接按压，让心脏被动地射血，无论是心脏完全停止活动、心电图呈直线了，还是室颤和室速，都能有部分血液供应大脑和其他脏器。如果一味地等待 AED 的到来，无疑会错失宝贵的抢救时机。因此，一旦发现有人意识丧失、呼之不应，就应该开始胸外按压，同时呼叫他人协助获取 AED，AED 到达现场后再使用。

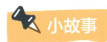 **除颤器的发现之旅**

人类于 18 世纪中期发现了电流，1774 年内科医生 Squires 首次提出体外电刺激可以作用于人体心脏。次年丹麦内科医生展示电刺激导致鸡"奄奄一息"，通过对胸部进行第二次电击能使之恢复，但他当时并未认识到是室颤所致。1788 年有医生报道，一个 3 岁女童从 2 层楼的窗户边摔下，心脏停止搏动，该医生在万般无奈时尝试用电流复苏，女童最终恢复了心跳，这一偶然发现震动了当时医学界。这些早期的认识，为除颤器的发明打下了基础。1964 年，英国和美国开始建立冠心病监护病房（CCU），用于 24 小时

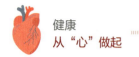
持续监护急性心肌梗死患者，一旦发现室颤，护士就马上除颤，那时治疗心肌梗死还没有溶栓或置入支架等方式，仅凭除颤器，就使心肌梗死患者的住院死亡率从 30% 降低到 15% 左右，实现了急性心肌梗死治疗史上第一次病死率的降低。

答案：1. B；2. D；3. ×

健康知识小擂台

单选题：

1. 下列哪种类型的胸痛可能与心脏疾病相关（　　）

    A. 深呼吸时疼痛加剧

    B. 疼痛位于胸骨后方

    C. 疼痛在咳嗽时加重

    D. 疼痛位于肩部和手臂

2. 最近出现腿部肿胀，不建议去看哪个科（　　）

    A. 内科　　　B. 心内科　　C. 肾内科　　D. 心理科

判断题：

3. 发现有人倒地，没有意识没有呼吸，必须等取到 AED 以后才能开始急救。（　　）

危险识别和急救
自测题

（答案见上页）

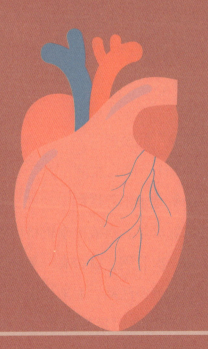

高血压：
无声的杀手

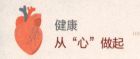
高血压，是藏在身体里的健康隐患，可引发心脑血管疾病等致残、致死的后果，这是因为高血压不一定有明显的症状，所以多数人并未加以重视。我们也要知道，血压升高但还没有达到诊断标准时，发生心血管疾病的风险就已经升高了。本章我们会介绍高血压是怎么回事、如何在家里正确地测量血压、如何通过调整生活习惯和服用降压药来控制血压，以及怎么找出引起血压高的继发性原因。

血压反映"生命河流"质量

60 岁的老王刚刚步入退休生活，他一直觉得自己身体倍棒，吃嘛嘛香，正计划游历祖国的大好山河。然而，在社区组织的体检中，他的血压测量结果为 145/90mmHg，社区医生告诉他："您得高血压了。"老王问："我一点不舒服的感觉都没有，测量数值高，就是高血压吗？"

 小课堂

1. 血压反映"生命河流"的质量

血管是我们的"生命长河"，血液在血管中奔腾汹涌，滋润着身体的组织和器官。心脏是永不停歇的发动机，推动着血液向前流动。就像河流不断冲刷着堤岸，血液流动也挤压着血管壁，产生的压力就是血压。心脏每一次收缩，就会有一部分血液流入血管，有点类似于潮汐，心脏射血就像涨潮，血液流出就像落潮。因此，血压也就有两个数值，心脏射血时最高的压力，叫收缩压，也叫高压；心脏射血后最低的压力，叫舒张压，也叫低压。血压能间接反映我们"生命河流"的状况。血压高了和低了都不行，长期高血压，会损毁两边的"堤岸"。血压低了，"两岸的农田"得不到充分的灌溉。

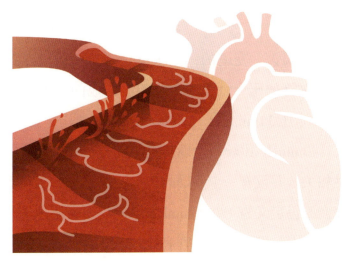

"生命长河"

2. 什么是正常血压

血压的单位名称是毫米汞柱，单位符号是 mmHg。人们最早测量血压时使用的是水柱，结果发现，需要用很长的管子，导致测量困难。后来人们发明了水银血压计，这才能够用一个长方形的小盒子，再配合听诊器，方便快速地测量血压。

成年人正常血压为收缩压大于等于 90mmHg 且小于 140mmHg，舒张压大于等于 60mmHg 且小于 90mmHg。有时医生会写为"120/80"，斜杠前的是高压，斜杠后的是低压。

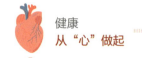
3. 什么是高血压

中国诊断高血压的标准是三次非同日、在医院的诊室里测量血压，如果发现有高压超过 140mmHg，同时或低压超过 90mmHg，二者有一个数值超过标准，就可诊断高血压。这里有两个限定，一个是三次非同日，是指有三次测量血压是高的；还有一个是在医院的诊室里测血压，如果在家里测血压，诊断高血压的数值是不一样的。

人是一天天长大、变老的，血压也是一天天逐渐升高的。血压高一些，对血管的压力就大一分，相应造成的损害就大一点。研究通过将收缩压 110mmHg 与 120mmHg 比较，或 120mmHg 与 130mmHg、140mmHg 比较，发现其实血压与心脑血管疾病事件之间呈连续性相关，并没有一个明确的切点。但为了诊断和治疗，多数国家把高血压仍定义为 140/90mmHg 以上，因为超过这个数值，对血管的影响更大，发生心脑血管病的危害更大。

知识扩展

1. 高血压为何被称为"无声杀手"

高血压对血管的损害，就像"温水煮青蛙"，虽然多数没有明显的症状，但高血压时，心脏每跳动一次，血管都会受到更大力量的挤压，使血管扩张得更明显。血管是有弹性的，长时间较大力量挤压，一方面会损伤血管内皮，另一方面也会使血管中的弹性纤维断裂，血管遭到破坏。但这个过程是悄无声息地进行着，除非血压非常高，通常人自己不会有感觉。长期高血压，会让心、脑、肾和眼底发生问题。

首先是高血压会促进动脉粥样硬化，使血管变硬、狭窄，有可能导致血管急性堵塞，如果堵塞了供应大脑的血管就是脑梗死；堵塞了心脏的血管就是心肌梗死。同时，也有可能让血管破裂，发生脑出血。脑梗死或脑出血时，患者可表现为失语、偏瘫或半身没有感觉，致死致残的可能性非常大。

对于心脏而言，当血压升高时，需要心肌使用更大的力将足够的血液运输到全身各处，这使得心肌变得越来越厚，甚至不堪重负，导致心衰。此外，房颤时容易在心房中形成血栓，这也增加了脑梗死的可能性。高血压还可导致小血管和微血管的硬化、出血和狭窄等，引起眼底病变，以及肾脏的损害，严重时可导致肾衰竭或尿毒症。

2. 高血压可以根治吗

高血压根据病因的不同，可分为原发性高血压（病因不明）和继发性高血压（有明确病因）两大类。部分继发性高血压通过纠正病因可根治，但原发性高血压目前尚不能根治。轻度、早期高血压患者通过采取减肥、改善饮食习惯、增加身体活动等措施，有可能将血压控制在正常范围，但还需要长期坚持健康的生活方式，才能维持正常的血压。对于大多数需要药物治疗的高血压患者来说，即便血压已经下降，也不应擅自停药。突然停药可能会导致血压急剧回升，甚至可能引发更严重的问题。虽然原发性高血压不能彻底治愈，但通过坚持服药和生活方式的调整，可以有效控制血压，将发生各种不良后果的风险降到最低，从而过上和普通人无异的生活。

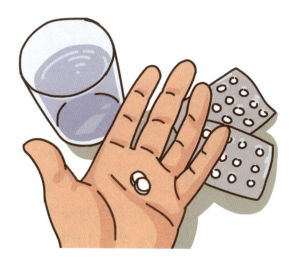

高血压患者应坚持规律用药

3. 初次发现血压升高就需要服药吗

对于新诊断的高血压患者，首先应到心内科就诊，接受高血压的分级及危险分层评估。1 级高血压（高压 140 ~ 159mmHg 和 / 或低压 90 ~ 99mmHg）患者，如果危险分层属于低 / 中危，可以先不服用药物。这类患者可以尝试通过限盐、合理膳食、增加身体活动、减轻体重、戒除烟酒、避免熬夜等生活方式的改善，对高血压进行非药物治疗。在 3 个月后，再次评估血压水平，如血压控制达标，可继续保持健康的生活方式，暂时不需要服药，定期监测血压即可。如果血压未能达标，则开始药物治疗。但对于危险分层属于高危 / 极高危的 1 级高血压患者，或血压值超过 160/100mmHg 的 2 级及以上高血压患者，应立即开始药物治疗。

无论采用何种治疗方式，都应在专业医生的指导下进行。无论如何，一旦发现高血压，不应忽视，应及时采取干预措施、及时治疗，以尽快使血压达标，这才是最重要的。

误区解读

没有症状就没得高血压

这个观点错误。高血压被称为"无声的杀手"，有些高血压患者没有任何症状，他们通常在常规体检、因其他疾病就医，甚至当高血压已经导致其他器官损害或并发症时，才发现自己患有高血压。尽管一些患者可能会经历头痛、头晕、心悸、耳鸣、肢体麻木、疲倦或失眠等症状，但这些症状并不是高血压的特异性表现，因此，依赖症状来诊断高血压不靠谱。

血压有点高，就应防微杜渐

刘先生今年35岁，经常需要出差和应酬，生活作息不规律，长期缺乏体育锻炼。在过去3年里，他的体重由70kg猛增到90kg，多次测血压为135/90mmHg左右。医生建议他控制饮食并加强锻炼。刘先生开始坚持慢跑、游泳和爬山。经过半年的努力，刘先生的体重成功降至理想水平，血压也降到了130/80mmHg以下。

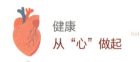
 小课堂 · · · · · · · · · · · · · ·

高血压前期，是"小偷小摸"

高血压前期是指之前没有高血压，也没有服用降压药，但测血压高于 120/80mmHg，但又小于 140/90mmHg。如果放任不管，这些人有可能逐渐进展为高血压，还有一部分人在这期间发生心脑血管疾病。研究发现，血压与心脑血管疾病之间呈线性相关，比如随着高压升高、患心脑血管疾病的风险越来越高，但并没有一个明确的切点。向农田灌溉的用水，在保证送水量的前提下，水流越是缓和，河道的护坡就越不容易损坏；我们的血压与血管的关系也是这样，在保证各脏器血液供应的前提下，血压低一点，堤坝就越稳固。

医学上对于血压的总体原则是抓住主要矛盾，就像抓罪犯，要把危害大的分子抓住，对小偷小摸，采取批评教育。因此，我们认为血压超过 140/90mmHg 危害较大，要用药来控制；高血压前期要防微杜渐，这类人群发生心脑血管疾病和慢性肾脏病的风险，均已经高于血压正常者。

 知识扩展

1. 处于高血压前期，生活上要注意什么

（1）控制体重。超重和肥胖可促使血压上升，特别是腹型肥胖与血压逐渐升高的关系更为密切。腹围和身高之比如果超过 0.5，也就是腹围超过了身高的一半，就是腹型肥胖了。腹型肥胖

又叫苹果型肥胖，这种人患高血压、糖尿病和冠心病等疾病的风险增加。

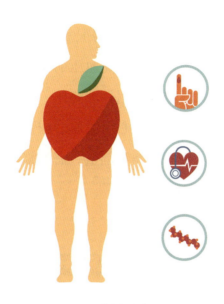

腹型肥胖

（2）少吃盐。吃盐越多，血压越高，严格限盐可有效降低血压。健康成人每日食盐摄入量不宜超过 5g。买低钠盐，也可以起到少吃盐的作用。

（3）饭吃八成饱，要控制每日总热量，减少烹调用油量，少吃深加工食品，少喝甜饮料。保证营养均衡，增加新鲜水果和蔬菜的摄入。

（4）加强运动，建议每周至少进行 5 次中等或以上强度的有氧运动，每次持续 30 ~ 60 分钟，如快走、慢跑、骑自行车等。

（5）戒烟限酒，饮酒可升高血压，吸烟可增加患心脑血管疾病的风险。

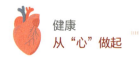

（6）保持心情愉悦，长期精神紧张、焦虑或抑郁状态可增加高血压的患病风险。应保持积极乐观的心态，避免负面情绪。

2. 高血压前期，需要吃药吗

是否需要吃药，首先要看临床情况。比如说，已经有了冠心病，即使没有诊断高血压，仅仅是高血压前期阶段，也有可能建议应用降压药物，但此时药物的作用并非降压，而是协同起到保护心脏的作用。同样，如果已经发现心肌肥厚、尿蛋白、眼底病变等情况，也可能需要吃药。用药种类和剂量，需要临床医生根据患者的具体情况决定。

 误区解读

每年按时体检就好，看不看报告都行

这个观点错误。很多人每年都体检，只要没提示有严重疾病，同时自己也没有不舒服，就把报告搁置一旁。其实，体重、血压、血脂、血糖指标都是逐年变化的，其动态变化可预测心脑血管病的发生，高血压也有前期。其实"病来如山倒，病去如抽丝"是不对的，疾病的发展都是悄悄的，只不过在某个时间点，从量变达到了质变。《黄帝内经》"圣人不治已病治未病，不治已乱治未乱"，关注高血压前期，其实就是"治未乱"。需要特别指出的是，高血压前期多数发生于年轻人，因此，定期监测血压变化很重要。

血压降下来了，可以停药吗

小张今年 40 岁，多次测血压高压 150～160mmHg，低压 100～105mmHg，于是开始吃两种降压药。1 个月后血压 130/80mmHg 左右。他觉得血压正常了，也没有不舒服，就没再吃降压药。有一天，因情绪波动，他的血压达到了 182/110mmHg，头痛、看东西有点模糊。庆幸的是，到医院没有发现急性脑出血或脑梗死，通过静脉输液，血压得以控制。自此以后，小张再也不敢随意停用降压药了。

 小课堂

1. 血压多高，需要吃降压药

总体而言，如果发现血压已经超过 160/100mmHg，应立即开始吃降压药。高压在 140～160mmHg、低压在 90～100mmHg 者，吃降压药也有益处，尤其是有吸烟、肥胖、血糖和血脂异常等情况。但如果腹部不大、不吸烟、没有大量饮酒、仅仅是血压高，也可以建议改变生活方式 3 个月，3 个月后如果血压仍不达标，就应吃降压药。还有一类，高压在 130～139mmHg 和 / 或低压 85～89mmHg 的这一部分人，如果有了心脏、肾脏、眼底等部位的损害，也应吃药降压，控制疾病进展。

2. 血压降到多少合适

一般情况下，对于确诊的高血压患者，应将血压控制在

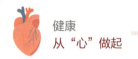
140/90mmHg 以下。相关研究建议合并糖尿病、蛋白尿、冠心病等疾病的患者，将血压控制在 130/80mmHg 以下。80 岁以上老年人是例外，初步的降压目标是 150/90mmHg，如果能耐受，再降低到 140/90mmHg 以下。

 知识扩展

"偷偷摸摸"的高血压

有一种高血压很奇特，这种"偷偷摸摸"高血压的特点是在医院里测血压不高，自己在家测血压反而高，我们称之为隐匿性高血压。其实，人血压是波动的，可能在某个时间点血压不高，但在其他时间点就是高的，很多高血压前期的人就是这种情况。肥胖或打鼾的人群存在夜间血压升高的情况，由于睡眠时未测过血压，就可能漏掉了。肥胖、吸烟、压力过大、情绪不稳定的人应警惕这种可能性。此外，还有很多人实际上存在高血压，但由于量血压次数较少，没有发现。大多数人血压升高没有明显症状，血压长期升高，可导致心脏、大脑、肾脏和眼底血管的损害。

 误区解读

不头痛、头晕，就可以不用药

高血压是否需要用药，并不根据症状来判断。头痛、头晕，并不是高血压的特征性表现。个人的感受和耐受性千差万别，不能客观评估。有些人血压良好，但总不舒服；有些人血压很高，一点感觉都没有。血压是否控制良好，是以血压水平来判断，同时也要看心脑肾损害情况是否好转，而不是看症状。自行停药，或不规律用药，会明显增加心脑血管病的风险。

吃得咸，升血压

老王和老李是同事，还都是北方人，偏爱重口味食物。在公司组织的体检中，他们都被提示高血压，医生让他们少吃盐。二人不明白，为何重口味与高血压有关？

 小课堂

从战略物资到"杀手"

对生命而言，有保水作用的盐不可或缺。盐放在外面，马上就能吸收空气中的水分变潮湿；身体里的盐，能帮助维持身体和细胞内外的水分平衡。出汗是机体散热的重要途径，同时也会排出一部分盐。轻度缺盐者全身无力、疲乏及头晕，严重时意识模糊、抽搐，甚至有可能出现休克。正因如此，在古代盐非常稀缺，属于战略物资，无论是东方还是西方盐的地位都很高，某种程度上相当于黄金。

盐吃得多，血管内渗透压升高，人会口渴想喝水；但渗透压升高，也会把周围组织中的水"吸"进来。这两方面作用，会让血管中血液的量明显增加，导致血压升高。《黄帝内经》早在2 000多年前就提出"咸者，脉弦也"及"多食咸，则脉凝泣而变色"。近

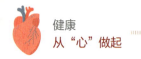

百年来，流行病学调查、动物实验及临床研究均证明，盐是导致高血压重要的因素，食用量与血压存在剂量效应关系。可以简单理解为，吃盐越多，血压越高；而少吃盐，有降压作用。也有研究表明摄入过多盐与心脑血管疾病有关。

 知识扩展

1. 人该吃多少盐

《中国居民膳食指南（2022）》对每人每日盐的摄入量有明确建议，11 岁及以上儿童和成年人每日食盐摄入量不超过 5g。对于其他年龄段的儿童，摄入量应更为严格：7～10 岁儿童每日不超过 4g；4～6 岁幼儿不超过 3g；2～3 岁幼儿不超过 2g。

2. 少吃盐，有何妙招

（1）减少外出就餐，少吃外卖。在日常生活中多选择新鲜的食材，少吃或不吃加工食品。增加富含天然钾的水果、蔬菜及其他食物的摄入，推荐每天钾摄入量 > 3.5g。利用蔬菜本身的风味来调味，如同青椒、番茄、洋葱、香菇等食材一起烹饪，多采用蒸、煮、白灼、快炒等方式，利用辣味或酸味汁增添食物味道。

（2）不建议食用剩饭剩菜，因为盐分会由汤汁渗入饭菜中，经过再次加工后，饭菜盐分含量会更高。

（3）购买食物时，多关注营养成分表。尽量避免或减少进食含高钠盐的传统腌制品以及调味品，如榨菜、咸菜、腌菜、腌肉、黄酱、辣酱等。警惕加工食物中的隐形盐：如加工肉制品（火腿肠）、挂面、薯片等，避免过量摄入。使用控盐瓶，可有效避免过量加盐。添加味精和鸡精时，应减少放盐。

（4）选择高钾低钠盐。这是一种有效的减盐策略，在降低钠摄入的同时，增加钾的摄入，可有效降低血压。

（5）选择餐桌盐。餐桌盐在生产过程中，将咸味的钠元素暴露在颗粒表面，因此表面有咸味，但整体盐含量较低。这种盐通常不会再加热，而是在食物上桌后直接撒在表面。

误区解读

口味重，是因为身体缺盐

口味轻重和身体缺不缺盐没关系。这种偏好可能由多种因素引起，包括饮食习惯、文化背景、个人口味以及长期的食物选择等。现代人盐的摄入量往往超过推荐标准，而过多的盐摄入与高血压等心血管疾病有关。逐渐减少食物中的盐分，口味就会逐渐变淡。控制盐的摄入，从培养清淡饮食的习惯开始。

在家测血压，比在医院准

小王今年45岁，在过去的3年均在上午体检，血压在135/85mmHg左右，平时也无头晕、头痛等不适症状，这次心电图检查发现有左心室肥厚。医生建议小王买一个电子血压表，下午、晚上睡前和早晨自己量几次血压，发现睡前和早晨的血压都在150/95mmHg左右。随后医生让小王做了一个动态

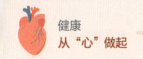

血压监测，发现 24 小时动态血压平均为 142/98mmHg，诊断了高血压。

 小课堂

1. 在家和在医院测血压，有何不同

血压测量方法有很多种，医疗上比较认可的有三种：在医院里测量（诊室血压）、在家里测量（家庭自测血压）和动态血压监测。在医院里面测量血压，由医护人员按照标准操作流程测量血压，是目前最常用的方式，但这种"点状"测量血压，掺杂了医院环境对人的影响，结果有 45% 的血压被误判，包括漏诊高血压、"白大衣"高血压和隐匿性高血压等。有国际指南认为，用诊室血压诊断高血压和制定降压治疗方案不够精确。

在家里不同时间测量的血压，反映生活状态下的血压水平。但要想测量准确，除了需要使用经过认证的血压计，还需要遵循标准方案，在坐位休息时进行测量。

2. 动态血压监测，可准确评估全天血压

动态血压监测是通过佩戴动态血压计，按照设定的间隔，在 24 小时内每半小时或 1 小时测量并记录血压的检查。这种检查可让医生了解全天血压水平，尤其是夜间和清晨的血压，能更准确地诊断高血压，评估治疗效果。

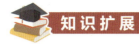

知识扩展

在家测量血压有要点

在家测量血压也应规范，要注意设备精准，安静放松，位置规范。

（1）血压计选择：推荐使用经过验证的上臂式家用自动电子血压计，并应每年至少校准一次。不建议使用腕式血压计和水银柱血压计等。

（2）测量注意事项：①在测量前 30 分钟内不要饮酒、茶或咖啡，不要憋尿；②至少安静休息 5 分钟后测量；③取坐位，双脚平放于地面，不跷二郎腿，放松且身体保持不动，不要说话；④上臂中点与心脏处于同一水平线上；⑤选择合适尺寸的袖带，袖带下缘应在肘窝上 2.5cm（约两横指）处，松紧以可插入 1 ~ 2 指为宜。不建议精神高度焦虑患者进行家庭自测血压。

（3）测量频率：对于刚发现有高血压或者血压控制不稳定的人，建议每天早晨和晚上各测 2 ~ 3 次，每次间隔 1 分钟，并记录下平均值。在就诊前，建议连续测量 5 ~ 7 天的血压。如果血压控制稳定，可以每周测 1 天血压，早晚各 1 次。

（4）测量时间：早上最好在起床后 1 小时内，排尿后、服用降压药和早餐前进行测量；晚上则尽量在晚饭后、临睡前、排尿后，在固定时间测。

（5）记录：详细记录每次测量血压的日期、时间，以及所有血压读数，而不仅仅是记录平均值。

（6）参考数值：家庭自测血压的正常值是

居家测血压
注意事项

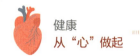
135/85mmHg 以下，高压和低压均比在医院里测量的血压值低 5mmHg。

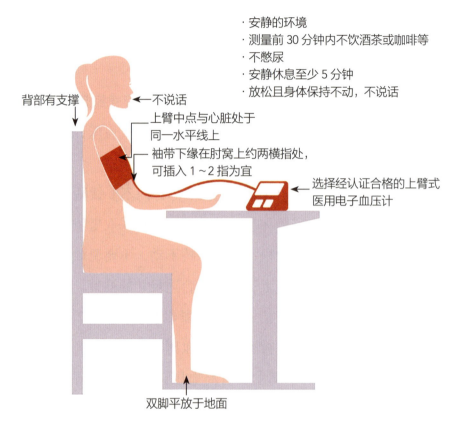

· 安静的环境
· 测量前 30 分钟内不饮酒茶或咖啡等
· 不憋尿
· 安静休息至少 5 分钟
· 放松且身体保持不动，不说话

背部有支撑

不说话

上臂中点与心脏处于同一水平线上

袖带下缘在肘窝上约两横指处，可插入 1~2 指为宜

选择经认证合格的上臂式医用电子血压计

双脚平放于地面

家庭测量血压要点

误区解读

1. 吃药就行了，没必要总是测量血压

这个观点错误，人的血压是会变化的。冬季由于血管收缩，血压普遍会升高一些；体重增加、疾病原因（新发生了糖尿病或肾脏功能下降）等，也会导致血压较前升高。有些情况血压会下降：夏

天血压会比冬天低一些；随着年龄增加，血压逐渐下降；体重减轻、戒酒、增加身体活动，都有可能引起血压下降。因此，即使吃上降压药，也需要抽空测量血压。

2. "白大衣"高血压，不用管

"白大衣"高血压是指患者在医院测血压时，由于紧张、焦虑或对医疗环境的不适应，出现的血压暂时升高，而在日常生活中或家庭自测时血压正常的现象。"白大衣"高血压虽然不一定是患了高血压，但未来发展为高血压的风险增加。因此，对于"白大衣"高血压患者，也应定期监测血压，并关注生活方式改善，以预防未来发生高血压。

血压很难降，要查原因

贾女士，48岁，发现血压升高3年，先后服用了多种降压药物，一度同时服用3～4种降压药物，血压控制仍不理想。一个月前，贾女士检查发现血钾水平偏低，为3.0mmol/L。医生做CT检查发现左侧肾上腺有一大约1cm的结节，最终确定贾女士患有原发性醛固酮增多症（简称原醛），并接受了左侧肾上腺切除手术，术后只用吃一种降压药。

 小课堂

常见的继发性高血压有哪些

继发性高血压的种类非常多。我国最常见的继发性高血压是肾

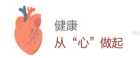
性高血压。肾性高血压可分为两类，一类是肾脏疾病直接引起的高血压，在肾内科和心内科较为常见。另一类是肾动脉狭窄，动脉血管狭窄后影响肾脏血流，并激活了肾素 - 血管紧张素 - 醛固酮系统，导致血压升高。第二常见的继发性高血压是由睡眠呼吸暂停综合征引起的，不但血压难以控制，还可能出现肥胖、血脂异常、血糖紊乱、心律失常以及心衰加重等多种并发症。原醛也相对常见，估计有10%的高血压是原醛导致的，重要特征是血钾水平偏低，以及存在肾上腺结节。

知识扩展

哪些人要怀疑继发性高血压

总体上来讲，有条件的话，新发高血压在用药前应进行简单的继发性高血压筛查。继发性高血压病因常常比较隐蔽，体检较难发现，容易被忽略，以致延误诊断和治疗。越年轻、血压越难以控制的患者，以及临床上出现除高血压外的不寻常症状或指标，应考虑继发性高血压，并进行相应的检查。下列人群需要注意：一是不到30岁，就出现严重高血压；二是血压很难控制，即使服用多种降压药物也不达标；三是高血压伴随顽固性低血钾；四是发现有肾上腺结节；五是双上肢血压明显不一致的患者；六是体检时发现患者腹部或肩胛区有明显的血管杂音；七是夜间睡眠打鼾者。

误区解读

肾上腺有结节，必须手术

这个观点错误。有些人做腹部 CT，偶然发现了肾上腺结节，还有些人同时存在高血压，做 CT 也发现了肾上腺结节，就会很紧张。肾上腺结节大多数是良性的，如果结节超过了 3cm，通常需要考虑进行切除。越大的结节，恶性的可能性越大。一旦发现肾上腺结节，需要进行相关的功能学检查——检查激素的水平。如果激素水平在正常范围内，血压相对容易控制，通常不需要过分担心。若激素水平较高，血压难以控制，这时才需要手术治疗。一般人只需意识到肾上腺与高血压有关系即可。如果发现肾上腺结节，最好去具有高血压专科的医院就诊。

答案：1. D；2. B；3. ×

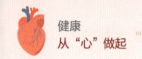

健康知识小擂台

单选题：

1. 一般高血压患者血压应控制在（　　）

    A. 120/80mmHg 以下　　　　B. 125/85mmHg 以下

    C. 130/85mmHg 以下　　　　D. 140/90mmHg 以下

2. 关于家庭自测血压，下列说法正确的是（　　）

    A. 只有在医院由医生测量的血压是准确的，家庭自测
       血压不够准确

    B. 家庭监测血压能够帮助鉴别"白大衣"高血压以及
       发现隐匿性高血压

    C. 伴有精神焦虑的高血压患者，更推荐家庭自测血压

    D. 家庭监测血压可以随时任意状态进行测量

判断题：

3. 血压控制稳定，就可以逐渐停用药物。

    （　　）

高血压：无声的
杀手自测题

（答案见上页）

治疗斑块，
应抓胆固醇

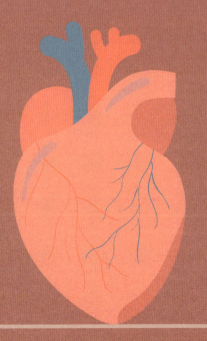

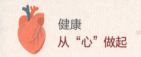

胆固醇是身体细胞膜的重要组成成分，也是一些激素的合成原料。当胆固醇在血液中过多时，就像河流中的泥沙，沉积在动脉壁上，形成粥样斑块，导致动脉硬化，进而引发心肌梗死、脑梗等严重疾病。不少老百姓对血脂和斑块有很多疑问，还误以为化验单上没有向上的箭头就万事大吉。这一部分内容会帮助大家了解高脂血症的意义和危害，正确解读血脂化验单上的各项指标，掌握斑块的基本概念。

血脂化验单，该怎么看

小刘今年45岁，因"急性心肌梗死"接受了急诊支架治疗，之后规律服用他汀类和阿司匹林等药物。术后复查的血脂报告上没有看到向上的箭头，小刘自我感觉良好，但医生说血脂高，因为低密度脂蛋白胆固醇（简称LDL-C）显示3.0mmol/L。小刘瞬间蒙了：血脂的化验单有那么多指标，谁知道要看哪个？

 小课堂

1. LDL-C 指标最重要

常见的血脂检查指标有四项：总胆固醇、LDL-C、高密度脂蛋白胆固醇（简称 HDL-C）和甘油三酯。

胆固醇不溶于水，就像油一样，会漂在水面上。胆固醇在血液里运输，需要找一条"船"，这条"船"叫脂蛋白。运载胆固醇的脂蛋白主要有两种，其中一种为低密度脂蛋白，运载了大部分胆固醇。LDL-C 是"坏胆固醇"，因为如果血液中这种血脂成分过高，就像沙子沉积到河床上一样，会缓慢"沉积"在动脉的血管壁内，形成粥样斑块。这些斑块不仅突向血管腔，使血管变得狭窄，阻挡血液流过，还有可能破裂，导致血管完全堵死，发生冠心病（包括心绞痛和心肌梗死）、脑梗死和下肢动脉粥样硬化。目前医学上高度重视 LDL-C，因为其是引起心血管疾病的最重要的因素之一，早期对其干预可有效预防心血管疾病。并且对于已发生心血管疾病的患者，为预防疾病复发，更要把这个指标控制好。

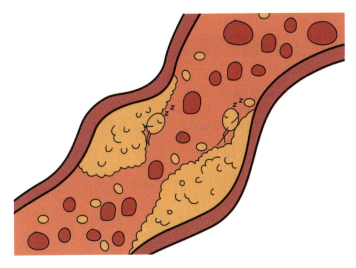

血管里的"坏胆固醇"

2. 有种胆固醇，是"好胆固醇"

另外还有一种胆固醇叫 HDL-C，也称"好胆固醇"，能将周围组织多余的胆固醇送回肝脏，有抗动脉粥样硬化的作用。"好胆固醇"高一些，可能对身体有好处，如果谁的这个检查结果上有个向上的箭头，就偷着乐吧。

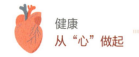

3. 甘油三酯高，也要警惕

甘油三酯与心血管疾病也有一定的关系。但因为甘油三酯有个"酯"字，多数人更重视甘油三酯，而忽略胆固醇。甘油三酯是人体的"能量银行"，当我们摄取能量较多，身体就会把多余能量以甘油三酯的形式储存起来；当身体摄入能量不够，体内储存的甘油三酯就会分解、产能，供我们日常生命活动需要。但甘油三酯过多，也提示糖尿病、冠心病、脑梗死等多种疾病的风险增加。若甘油三酯升高到一定程度，有可能发生胰腺炎，需要积极处理。

 知识扩展

脂蛋白 a 高，也属于血脂高

脂蛋白 a 也是一种血脂成分，主要与遗传有关，相对不可改变。脂蛋白 a 正常值 < 300mg/L，脂蛋白 a 升高与冠心病、脑梗死、外周血管疾病、钙化性主动脉瓣狭窄等疾病相关。由于目前缺少针对脂蛋白 a 的药物，脂蛋白 a 升高所带来的心血管风险，对策是控制好其他可改变的心血管危险因素，包括更好地管理"坏胆固醇"、控制血压、管理血糖、维持健康体重以及戒烟等措施。

 误区解读

血脂化验单没箭头，就没问题

这个观点错误。一般来讲，胆固醇、甘油三酯和"好胆固醇"HDL 是标箭头的，唯独"坏胆固醇"这项不标。这是因为"坏胆固醇" LDL-C 对于防治心血管疾病太重要了，而对以下几类人群有不同的建议数值：完全正常的人；没有心血管疾病，但有高血压、抽烟、肥胖的人；患有心脑血管疾病的人；反复发生心肌梗死或脑梗死的人。案例中的小刘，他曾经发生过心肌梗死，LDL-C 为 3.0mmol/L 显然是不合适的，应当控制在 1.8mmol/L 以下。

甘油三酯高，是心血管疾病帮凶

小李今年 38 岁，生活习惯不好，抽烟饮酒，缺乏运动，且偏好油腻的食物，现体重已经达到 100kg，身体质量指数为 32kg/m²。在最近的单位体检中，抽血时发现血呈白色，医生说这叫乳糜血，化验结果显示甘油三酯水平高达 10.5mmol/L，医生让他赶紧去专科检查用药，预防胰腺炎。

 小课堂

1. 甘油三酯，可以理解为身上的油脂

甘油三酯是动物体内储存能量的主要形式，皮下脂肪即由甘油三酯蓄积而成。皮下甘油三酯有固定内脏、维持体温，并形成隔离层缓冲外力冲击的作用；血液中的甘油三酯参与脂蛋白合成（如乳糜微粒、极低密度脂蛋白），运输脂肪至全身。血液中甘油三酯过多时，抽出的血液会呈乳白色，这叫作乳糜血。甘油三酯水平的升高，是遗传和环境因素共同作用的结果。在超重与肥胖人群中，约半数人的甘油三酯升高。长期吃得过多、高脂或高升糖指数饮食以

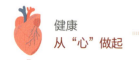
及饮酒，都会引起甘油三酯升高。2 型糖尿病、代谢综合征、甲状腺功能减退、妊娠、脂肪肝等情况也可引起甘油三酯升高。

2. 甘油三酯高，是心血管疾病的帮凶

"坏胆固醇"LDL-C 升高是动脉粥样硬化性心血管疾病的致病性因素。但研究发现，即使"坏胆固醇"已达现行指南推荐的理想水平，也仅仅预防了 30% 的心血管事件，还有很多人发生了心肌梗死和脑梗死等，我们称为心血管剩余风险，就是说还有进一步减少心血管疾病的余地。目前考虑可能与高血压和糖尿病等危险因素控制不佳有关，也可能与高甘油三酯或脂蛋白 a 等有关。由于甘油三酯是"油"，也不溶于水，其在血液中，也需要"船"才能运输，而运输甘油三酯的"船"里面，也有一部分胆固醇，当甘油三酯被完全用掉之后，剩下了一部分胆固醇残粒。如果计算的话，可以用总胆固醇减去"好胆固醇"，再减去"坏胆固醇"，剩下的就是这部分胆固醇了。目前认为，当空腹甘油三酯 > 1.2mmol/L，就会有胆固醇残粒开始在血液中累积，并进入动脉壁在内皮下积聚，导致动脉粥样硬化。因此，甘油三酯升高与心血管疾病也有关。

 知识扩展

1. 如何降低甘油三酯

重点是改变与甘油三酯升高相关的不良生活方式。建议少吃富含碳水化合物的精制食物，增加富含纤维的低糖食物如全谷类物的摄入。严格限制酒精摄入，也可有效降低甘油三酯。控制体重也很重要，体重每下降 1kg，甘油三酯可降低 0.1mmol/L。

当生活方式管理不能有效降低甘油三酯时，应考虑药物治疗。在药物治疗的选择上，需考虑两种情况。首先，当甘油三酯重度升高（超过 5.6mmol/L）且通过生活方式调整、减重和降糖后仍重度升高，可选择贝特类药物、高纯度 ω-3 脂肪酸和烟酸类药物中的一种进行治疗。如果单一药物不能有效降低甘油三酯，也可使用上述三种药物中的两种或以上联合治疗，治疗目的是降低胰腺炎风险。

经生活方式调整、减重和降糖等，甘油三酯水平仍不能良好控制，升高程度为轻中度（在 1.7 到 5.6mmol/L 之间），若患者存在心血管疾病或心血管高危风险，应首选他汀类药物治疗；在他汀类药物治疗后，如果甘油三酯水平仍超过 2.3mmol/L，应首先考虑加用高纯度 ω-3 脂肪酸（二十碳五烯酸乙酯 2g，每日 2 次），治疗目的是降低心血管疾病风险。

2. 甘油三酯与胰腺炎

甘油三酯重度升高时会影响胰腺微循环，增加发生急性胰腺炎的风险，饮酒、油腻饮食、饱餐时更易诱发。急性胰腺炎是一种严重急腹症，一旦发现甘油三酯重度升高，应立即采取低脂饮食，禁止饮酒，并及时就医，以预防急性胰腺炎的发生。

为什么要重视"坏胆固醇"

王先生，血压正常，平时吸烟，42 岁时因胸痛至医院就诊，被诊断为急性心肌梗死。实验室检查发现"坏胆固

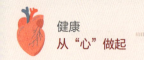
醇"LDL-C 特别高，达到了 4.5mmol/L，而且在 32 岁体检时就已经超过了 4.0mmol/L。医生告诉他，"坏胆固醇"持续升高可能和这次心肌梗死有关。

 小课堂

1. 胆固醇异常是动脉粥样硬化的核心因素

动脉粥样硬化是一种古老疾病，2011 年，科学家从距今超过 3 500 年之久的、约 40 岁的埃及公主木乃伊中，发现了迄今最古老的动脉粥样硬化证据。典型的动脉粥样硬化斑块主要由积聚在动脉内膜下的脂质形成，外观呈黄色小米粥样，因此被形象地称为粥样硬化斑块。构成动脉粥样硬化斑块的脂质成分主要是胆固醇，这些胆固醇来源于血液。换句话说，血液中的胆固醇是粥样硬化斑块脂质成分的源头。

经过一百多年的科学探索，关于动脉粥样硬化相关疾病的病因，"胆固醇学说"已成为学术界主流的认识。这一观点认为，胆固醇是动脉粥样硬化斑块的主要成分，胆固醇水平异常是包括心绞痛、心肌梗死、脑梗死和下肢动脉疾病发生的核心因素，没有胆固醇就没有动脉粥样硬化斑块，只要将胆固醇或将"坏胆固醇"LDL-C 降至足够低的水平，就可以显著降低心血管疾病的发病率。

2. 动脉粥样硬化是怎么形成的

动脉粥样硬化是一个慢性长期的生长过程，即在慢性炎症和内皮损伤的基础上，过多的"坏胆固醇"逐渐在内皮下积聚并被氧化。这时，机体发现异常，就派血液中的单核细胞来运走这些有害物质。单核细胞进入内皮下演变为巨噬细胞，原本想把它们装进"垃圾车"运走，但如果氧化的"坏胆固醇"太多了，巨噬细胞"吃"得过多，也就不能运走了，就积聚在血管内皮下，形成了动脉粥样硬化。随着时间延长，越堆越多，也就形成了斑块。如果斑块破裂，继发了急性血栓，就有可能导致心肌梗死、脑梗死，甚至发生心源性猝死。因此，动脉粥样硬化性疾病的防治，主要是降低血胆固醇和预防血栓形成。

 知识扩展

降低胆固醇，也能预防脑梗死

脑卒中发病率高、死亡率高、致残率高、复发率高，是我国居民第一大死亡原因。脑卒中是由于供应大脑的动脉血管，突然发生破裂出血或因血管堵塞，造成大脑缺血、缺氧而引起。分为缺血性脑卒中（脑梗死）和出血性脑卒中（脑出血）两种类型。导致脑出血的主要原因是高血压，而导致脑梗死的首要原因是胆固醇升高。脑梗死的病理基础也是动脉粥样硬化，只是其病变是由脑动脉近端支，如颈动脉的粥样硬化斑块破裂，继发引起的栓塞。降低胆固醇也能预防脑梗死。有分析显示，每降低 1mmol/L 的"坏胆固醇"，脑卒中的发生率降低 21.1%。《中国血脂管理指南》建议，对于脑梗死或短暂性脑缺血发作患者，建议"坏胆固醇"控制在 1.8mmol/L以下。

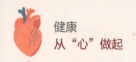
 误区解读

胆固醇低了，会营养不良

目前尚无证据表明胆固醇水平低下会导致营养不良。首先，胆固醇本身并非"营养物质"，在正常情况下，绝大多数胆固醇被肝脏摄取回收。其次，随着降脂药物的不断研发，胆固醇，尤其是"坏胆固醇"水平的最大降幅被不断刷新，可以降至极低水平，但目前并未观察到营养不良。最后，研究表明当血胆固醇极低时，细胞也能合成胆固醇。基因遗传学研究也显示，先天性低胆固醇的人群，如 PCSK9 功能缺陷型突变者，往往具有更健康的心血管状况。PCSK9 是一种蛋白酶，主要在肝脏表达，其关键作用是通过与清除 LDL-C 的受体结合，促进了受体的降解，从而减少肝脏对血液中 LDL-C 的清除能力。PCSK9 有点像"破坏分子"，会减少肝脏清除 LDL-C 的"清洁工"，导致血液中"垃圾"（LDL-C）堆积，增加动脉粥样硬化风险。

发现斑块，该怎么办

王先生今年 50 岁，常年坐办公室，常熬夜、吸烟。他父亲 52 岁曾发生心肌梗死。王先生 5 年前发现高血压和血脂偏高，颈动脉超声示有粥样硬化斑块，当时建议他到心内科就诊。他因工作忙没有顾上去。今年在跑步时突发心绞痛，冠状动脉 CT 检查发现有两支血管已经发生了严重的狭窄。

小课堂

1. 为何要重视斑块

对于心血管疾病，胆固醇进入动脉壁为病因，有多种促进因素。在斑块没有足够大或没有血栓形成之前，就好比一枚不定时"炸弹"，只是静静地存在，人不会有不舒服。但发现斑块，就反映了这个人因为年龄、遗传、"三高"、吸烟、肥胖和不健康生活方式所造成的综合结果，应接受规范的评估和治疗，将"炸弹"被"引爆"的风险降至最低。45 ~ 65 岁的无症状人群中，20% ~ 60%的人就已经有了斑块。斑块进展是心血管疾病发病的关键环节，若能将斑块体积减小，有助于预防心肌梗死和脑梗死等情况的发生。

2. 怎么能缩小斑块

如果把斑块比喻成在动脉壁内的"小米粥"，那么胆固醇就是"米"，高血压、糖尿病、吸烟、肥胖、早发心脑血管疾病家族史等因素是煮粥的"火"。要缩小斑块，就要切断"米"源（即降低胆固醇），同时关"火"（即纠正心血管危险因素并采用健康生活方式）。

（1）生活方式改变和管理危险因素。戒烟、规律身体活动、健康饮食、健康体重、积极控制血压和血糖能延缓颈动脉斑块进展，肥胖、炎症、失眠和精神压力等因素，有可能促进斑块的进展。

（2）管理胆固醇是最为关键的环节。以往认为，随着年龄增加，动脉粥样硬化必定会发生而且会越来越重，但目前证明，降低胆固醇，不但能够防止斑块破裂、血栓形成，还能够使动脉粥样硬

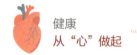

化斑块在一定程度上消退。对于老年人，或有比较严重的动脉粥样硬化者，逆转的可能性会越来越小，而在动脉粥样硬化的早期，逆转的可能性较大。需要根据患者具体情况，特别是整体心血管危险水平，确定相应的"坏胆固醇"目标值，并通过改善生活方式及降脂治疗，使其达到目标值以下。

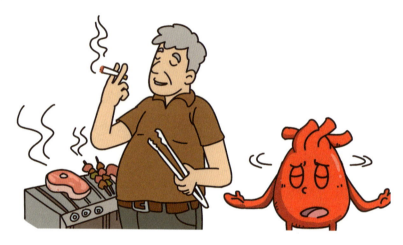

不健康的生活方式要纠正

 知识扩展

1. 如何发现斑块

影像学检查可直接识别斑块，包括超声和 CT 检查两种方法。颈动脉是动脉粥样硬化的好发部位之一，易于使用超声探查，因此，超声检查是检测动脉粥样硬化斑块的首选方法。颈动脉斑块与心肌梗死、脑梗死有较强的相关性，对预测心脑血管病有重要价值，斑块越多，风险越高。颈动脉斑块可作为反映全身动脉粥样硬化的窗口。

冠状动脉 CT 可直接观察冠状动脉斑块，评价斑块的量和形态，也能判断是否有狭窄。斑块的多少，是未来发生心肌梗死等心血管疾病的最强预测因素，仅次于冠状动脉狭窄程度。目前冠状动脉 CT 辐射也已大幅降低，一次检查平均辐射剂量相当于个人每年的日常接受的辐射量。

2. 斑块会自然脱落吗

答案是否定的。斑块是在动脉壁内开始形成，随后体积增大并凸向血管腔内，不会自然脱落。只能通过一种特殊手术——内膜剥脱术，才能将斑块完整地从血管壁上剥离去除。虽然斑块不会自然脱落，但不稳定的斑块可以发生破裂、形成血栓，血栓在血流的冲击下可以脱落，栓塞血管的远端。斑块纤维帽较薄、脂核较大，易破裂和形成血栓，称为易损斑块；斑块纤维帽较厚、脂核较小，不易破裂，称为稳定斑块，因此，发现斑块后，最重要的是用药将易损斑块变为稳定斑块、预防血栓形成，以避免发生心肌梗死和脑梗死等严重的情况。

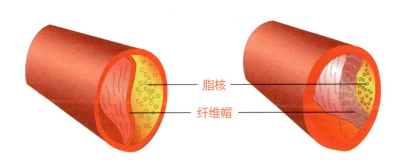

脂核

纤维帽

易损斑块和稳定斑块

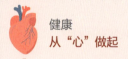

 误区解读

阿司匹林能溶解斑块

这个观点错误。阿司匹林是抗血小板药物，用药的目的是预防形成血栓，因此不是治疗斑块的药物。发现斑块，最重要的是能够长期将胆固醇（尤其是"坏胆固醇"）维持在较低水平，以稳定斑块，同时纠正心血管危险因素，并采用健康生活方式。

胆固醇高，该怎么降

王先生今年58岁，诊断为冠心病，LDL-C 为 4.1mmol/L。医生开了处方，要求他每晚服用 10mg 瑞舒伐他汀。一个月后 LDL-C 降到 2.5mmol/L，王先生认为自己的血脂正常了，但医生说没有达标，还需要再降低一些。

 小课堂

1. 如何降低胆固醇

（1）改善生活方式。生活方式改善在治疗中处于基础地位，健康饮食、控制总热量摄入、保持体重、规律的身体活动和戒烟均可降低胆固醇水平，同时也有助于控制其他心血管危险因素，如高血压、高血糖和肥胖等，有多方面获益。

在这里重点强调加强饮食控制。限制油脂摄入总量，每日 20 ~ 25g。由于胆固醇是心血管疾病的致病性危险因素，任何原因引起的血胆固醇升高，均可增加心血管疾病风险。对心血管疾病中高危人群和高胆固醇血症患者，特别强调减少膳食胆固醇的摄入。此外，食用一定量富含 ω-3 脂肪酸的鱼类以及其他具有心脏保护的食物，如水果、蔬菜、全谷类、坚果等。

（2）应用降脂药物。他汀类药物是降低 LDL-C 的首选药物，其主要作用机制是抑制肝细胞内胆固醇合成，包括瑞舒伐他汀、阿托伐他汀、普伐他汀、辛伐他汀、匹伐他汀、氟伐他汀以及血脂康等。多项临床试验已经证实他汀类药物可以降低心血管疾病的风险。

其他降低 LDL-C 的药物还有胆固醇吸收抑制剂和 PCSK9 抑制剂等，前者的作用机制是减少肠道内胆固醇吸收，代表药物有依折麦布和海博麦布；后者的作用机制是通过增加低密度脂蛋白受体来加速低密度脂蛋白分解代谢，代表药物有依洛尤单抗、阿利西尤单抗、托莱西单抗、英克司兰。当他汀类药物不能达到预期的降脂效果时，可以联合使用这两类降脂药物。

2. 血脂该怎么监测

对采取饮食控制等非药物治疗者，3～6个月后应复查血脂水平，如血脂控制达到建议目标值，则继续非药物治疗，但仍需每6个月至1年复查1次，长期达标者可每年复查1次。首次应用降脂药物者，应在用药4～6周内复查血糖、血脂、转氨酶和肌酸激酶。如血脂能达到目标值，且无药物不良反应，逐步改为每3～6个月复查1次。如治疗1～3个月后，血脂仍未达到目标值，需及时调整降脂药物剂量或种类，或联合应用不同作用机制的降脂药物。每当调整降脂药物种类或剂量时，都应在治疗4～6周内复查。

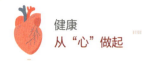

知 识 扩 展

"坏胆固醇"要降到多少

　　将"坏胆固醇"LDL-C 控制在目标值以下，是防治冠心病和脑梗死的有效措施。其目标值设定是基于心血管风险的分层，发生心血管疾病或心血管疾病复发的可能性越高，需要降低的数值就越低。如果经历过多次心肌梗死或脑梗死，或合并糖尿病等多个危险因素的患者，"坏胆固醇"应控制在 1.4mmol/L 以下；发生过一次心肌梗死或脑梗死，确诊为冠心病的患者，包括做过冠状动脉支架或搭桥的患者，"坏胆固醇"应小于 1.8mmol/L；如果有多个心血管疾病危险因素，"坏胆固醇"应小于 2.6mmol/L。王先生确诊为冠心病，坏胆固醇应控制在 1.8mmol/L 之内。

误 区 解 读

他汀类药物伤肝、伤肾

　　肝功能异常是他汀类药物的主要不良反应之一，但因此便断言"他汀伤肝"并不科学。他汀类药物引起的肝功能异常主要表现为一过性的转氨酶轻度升高，发生率 0.5%～3.0%，且呈剂量依赖性。我国指南推荐使用中等强度（降幅在 25%～50%）他汀类药物治疗，这使出现肝功能异常的风险进一步降低。

　　对于他汀类药物服用后转氨酶升高在 3 倍以内者，可在原剂量或减量的基础上进行观察，也可换用另外一种代谢途径的他汀类药物，部分患者经此处理，肝功能可恢复正常。若复查显示转氨酶水平仍在此范围内或已恢复正常，可继续使用他汀类药物治疗，并继续监测转氨酶的变化。只有当血清谷丙转氨酶和 / 或谷草转氨酶升高达正常值上限在 3 倍以上及合并总胆红素升高患者，应酌情减量或停药。

他汀类药物口服后主要经肝脏代谢，经胆道排泄，极少部分经尿排泄，从代谢途径来看，断言"他汀伤肾"更是无从说起。事实上，他汀类药物不仅不伤肾，反而是慢性肾脏病患者预防心脑血管病的重要药物；对于肾功能正常者，他汀类药物更不存在肾脏安全性问题。

"坏胆固醇"特别高，要警惕

小王 24 岁，刚研究生毕业并准备踏入职场。在单位入职体检中发现他的血脂水平明显高于正常值，总胆固醇为 9.2mmol/L，LDL-C 为 7.0mmol/L。他的父亲在 40 岁时因急性心肌梗死接受了支架置入手术，医生高度怀疑小王患有家族性高胆固醇血症，不仅让小王做冠状动脉 CT 检查，还让他做基因检测，小王不禁感到疑惑，我一点症状也没有，需要这样大动干戈吗？

 小课堂

1. 什么是家族性高胆固醇血症

家族性高胆固醇血症是一种基因突变导致低密度脂蛋白受体数量减少或功能异常的疾病，患者肝脏对"坏胆固醇"的清除能力下降，进而引起"坏胆固醇"水平升高。除了皮肤上可能出现黄色

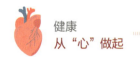

瘤，家族性高胆固醇血症患者没有任何显性症状，但该病可能引发心肌梗死等心血管事件，又被称为"隐形的杀手"。只有早期诊断家族性高胆固醇血症并进行降坏胆固醇，才可以有效预防和延缓动脉粥样硬化疾病和心血管事件的发生。然而大多数患者因早期未被发现而丧失了早期干预的时机。目前多数国家对该疾病的诊断率仅为 1%，主要是缺乏认识。

这种疾病分为纯合子和杂合子两种类型，纯合子型患者罕见但常表现出极端的临床特征，血胆固醇为正常人的 6 ~ 8 倍、皮肤多部位黄色瘤，青少年期即可出现全身性动脉粥样硬化甚至发生心肌梗死或猝死。杂合子型患者动脉粥样硬化病程进展迅速，男性患者多于 50 岁之前发生冠心病，女性发病年龄略晚于男性。纯合子型家族性高胆固醇血症患者在未治疗情况下，平均 35 岁之前出现首次心血管事件，最早可见于 10 岁儿童。家族性高胆固醇血症患者冠心病发病风险较非家族性高胆固醇血症患者增加 15 倍。

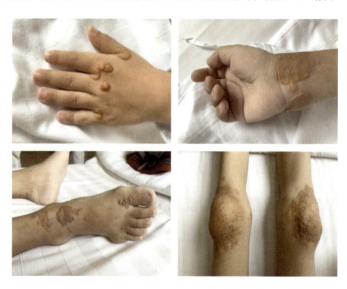

纯合子型家族性高胆固醇血症典型黄色瘤

2. 家族性高胆固醇血症该怎么治疗

家族性高胆固醇血症患者的降脂治疗措施主要包括他汀类药物、胆固醇吸收抑制剂、PCSK9抑制剂及血液净化等。由于小王的"坏胆固醇"水平明显升高，且有早发冠心病家族史，高度怀疑为家族性高胆固醇血症可能。因此，他应该进一步完善基因检测，同时进行心血管疾病筛查，启动降脂治疗。

 知 识 扩 展

胆固醇有累积效应

胆固醇就像河床里的沙子，随着时间的延长，沙子越多，沉积得也越多。同样，斑块的进展是"坏胆固醇"在动脉壁中长时间积累的过程，累积暴露量可以通过"LDL-C水平 × 年龄"来估算。LDL-C水平越高，累积暴露时间越长，未来患冠心病的风险就越大。对于某个年龄节点，未来发生心肌梗死的风险不仅与当前的LDL-C水平相关，更与既往累积的LDL-C暴露量相关。所以，在整个成年期保持理想的血脂水平是减缓动脉粥样硬化斑块进展的有效策略。

健康人55岁时若累积LDL-C负担为160mmol，则足以使其发生冠心病。家族性高胆固醇患者出生即有胆固醇代谢障碍，未接受治疗的杂合子型患者在35岁时，其累积LDL-C负担即可达到160mmol；若从18岁开始接受治疗，则达到累积LDL-C负担的年龄可推迟至48岁；若从10岁开始接受治疗，则可推迟至53岁，几乎接近正常成人。因此，对家族性高胆固醇患者实施超早期诊断与超早期干预，对于预防冠心病发生十分重要。

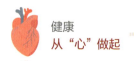
 误区解读

未查到致病基因，就不是家族性高胆固醇血症

这个观点错误。基因检测在家族性高胆固醇血症的诊断中起着重要作用，是诊断的金标准之一。但由于可能存在尚未被发现的新致病突变位点或新的致病基因，即使基因检测未发现已知的致病性突变，也不能完全排除该疾病的诊断。其诊断主要依据家族史、临床表现和血 LDL-C 水平等因素。如果患者的血清 LDL-C 水平持续升高、已确诊早发冠心病或存在特征性黄色瘤，且患者的父亲或母亲也有早发冠心病或存在严重高 LDL-C 血症，无论基因检测结果是否阳性，都可以诊断为家族性高胆固醇血症。

答案：1. B；2. D；3. ×

健康知识小擂台

单选题：

1. 以下被冠以"坏胆固醇"称号的是（　　）

　　A. 高密度脂蛋白胆固醇（HDL-C）

　　B. 低密度脂蛋白胆固醇（LDL-C）

　　C. 极低密度脂蛋白胆固醇

　　D. 总胆固醇

2. 关于动脉粥样硬化斑块，以下说法错误的是（　　）

　　A. 颈动脉超声是发现斑块简单易行的方法

　　B. 冠状动脉 CT 也可发现斑块

　　C. 可以说没有胆固醇就没有动脉粥样硬化

　　D. 斑块的发生最重要因素是胆固醇，所以管理高血压、糖尿病不重要

判断题：

3. 服用降脂药物后血脂降到正常值就可以停药。（　　）

治疗斑块，应抓
胆固醇自测题

（答案见上页）

冠心病：
猝死元凶

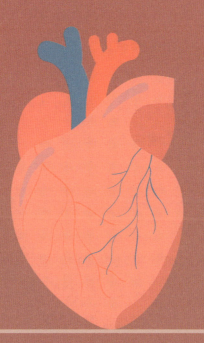

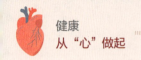
心脏靠冠状动脉供血，一旦冠状动脉有狭窄或堵塞，使供血、供氧不能满足心肌的需求，就会导致心肌缺血甚至坏死，继而发生心绞痛或心肌梗死。心肌梗死的急性期最为凶险，可随时发生恶性心律失常或心脏破裂等危及生命的情况。如果不了解心肌梗死的症状，或采取了一些不恰当的处理措施，可能延误病情，造成不可挽回的后果。本章详细阐述了冠心病的发病机制、症状、诊断方法、治疗原则和预防措施等。

心肌缺血，就是冠心病吗

张女士 60 岁，刚刚退休，平时性格开朗，活动后有点憋气，有高血压。心电图提示 ST-T 改变，有医生说她有冠心病、心肌缺血。随后几个月，她辗转多家医院，抽血化验、做动态心电图、心电图运动试验、超声心动图、冠状动脉 CT 等多种检查，都没发现异常，仅仅超声心动图提示室间隔有点厚。医生告诉她没有冠心病，心电图的小毛病，可能与高血压有关，但她依然感觉胸口不舒服，自觉"出长气"好一些。

 小课堂

心肌缺血，该如何判断

给心脏供应血液的血管叫冠状动脉。冠状动脉有三根主要的血管，分别是左前降支、左回旋支、右冠状动脉。左前降支、左回旋支是左主干分出来的。这三根血管像一顶帽子，包绕着心脏。心肌缺血一般提示冠状动脉有狭窄，在身体活动、情绪激动、饱餐等心脏需氧量增加时，血液不能满足心脏的需要，表现为心绞痛。长时间的缺血，甚至会发生心肌坏死。是否有心肌缺血，需要专业医生详细评估和判断，只有心电图上的 ST-T 段改变是不够的。

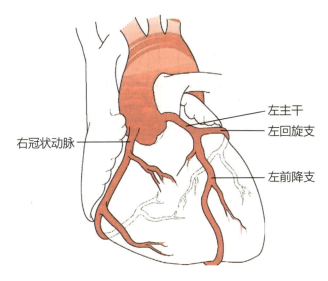

右冠状动脉

左主干

左回旋支

左前降支

冠状动脉围绕的心脏

对于是否有心肌缺血，可通过以下几个方面来判断。

（1）心电图 ST-T 有动态改变，与心绞痛症状有关，如活动一会后出现胸骨后、心前区压榨性疼痛以及闷痛等，可放射至下颌咽喉部、左肩或上肢，一般持续时间 3～5 分钟。

（2）通过心电图运动试验判断。当医生怀疑患者有血管狭窄时，但在医院又没有症状发作，就会选择一种检查，让患者带着心电图跑步或蹬自行车，使心脏承受一定的压力。如果血管有狭窄，心电图或核素（一种放射性元素）就会显示出心肌缺血。

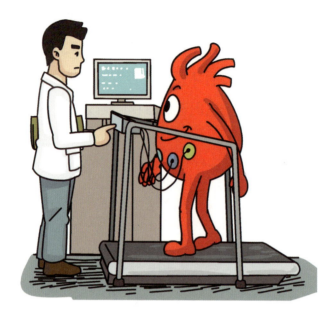

心电图运动试验

（3）超声心动图发现有室壁运动异常，血液化验发现心肌坏死标志物升高，如心肌酶和肌钙蛋白升高，提示发生了严重的缺血，甚至有心肌梗死的可能。

（4）如果通过冠状动脉CT或造影发现狭窄处于临界情况，即介于严重和不严重之间时，可通过在造影时向冠状动脉内送入一根导丝来检查狭窄远端的血流，如果狭窄远端的血流量减少，表明存在缺血，这种方法叫测量冠状动脉血流储备分数（FFR）。通过分析冠状动脉CT的血流情况或冠状动脉造影时的血流情况——定量血流分数（QFR）也可判断是否存在缺血。

总之，医生会通过询问病史、仔细分析心电图，以及其他检查等多种手段来判断心脏的情况，而不仅仅是根据心电图的表现来诊断冠心病。

知识扩展

仅用心电图判断心肌缺血不可靠

单纯使用心电图去发现心肌缺血，会存在很多短板。首先，心绞痛是短暂发作的心肌缺血，只有在发作期，心电图才可能出现比较明显的改变，一旦缺血缓解，心电图可能恢复至正常状态，就看不到异常情况了。其次，在存在束支传导阻滞或心肌肥厚的情况下，心电图本身就有异常改变，但这种情况不能诊断心肌缺血。最后，存在一种叫非特异性改变的心电图，是介于正常和不正常之间的一种变化，此时还需要医生根据患者的危险因素、病史、症状和其他检查综合判断。

 误区解读

到大医院看病，不用带之前的资料

这个观点错误。有一些人去大医院看病，常常不带以前的病历资料，究其原因，多是以为大医院"不认"别的医院做的检查，觉得都要重新做。重做检查既浪费时间，又浪费金钱，还会影响医生对疾病的判断。因为很多心脏病的迹象，如在心电图、血液化验中是一过性的，"过了这村就没有这店了"。所以带齐之前的检查很有必要，否则医生重新检查，也不一定能够发现之前的异常情况。

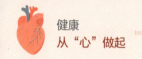
冠心病，就是治疗狭窄吗

王先生41岁，吸烟，父亲在48岁时曾发生过心肌梗死。王先生体检发现LDL-C4.2mmol/L，血压139/91mmHg，腰围98cm，血糖6.5mmol/L。最近在爬楼时胸闷，停下休息3~5分钟可缓解。冠状动脉CT也显示一支血管狭窄80%。医生告诉他有多个危险因素，包括吸烟、高血压、糖尿病前期、中心性肥胖、"坏胆固醇"高，还有早发冠心病家族史。医生说，他已经可以确诊冠心病，最重要的是要管好"坏胆固醇"、高血压和高血糖，同时要减肥。

 小课堂

冠心病，并不只是血管狭窄

冠心病是供应心脏的血管发生了动脉粥样硬化，在脂质沉积和动脉壁内炎症的共同推动下，动脉粥样硬化逐渐进展，造成了狭窄，部分或完全阻塞血流，或狭窄基础上发生血栓形成，造成心绞痛或心肌梗死。容易发生斑块破裂的病变即易损斑块，也叫做"罪犯病变"。但易损斑块并不一定是严重狭窄的病变，很多狭窄不严重的病变，也可发生斑块破裂，导致血栓形成，心肌梗死和心脏死亡风险也是明显增加的。也就是说，还有很多潜在的"罪犯分子"。通过药物治疗，易损斑块可以变得稳定。部分斑块破裂不一定引起心梗，但机体修复之后，会加重斑块进展。

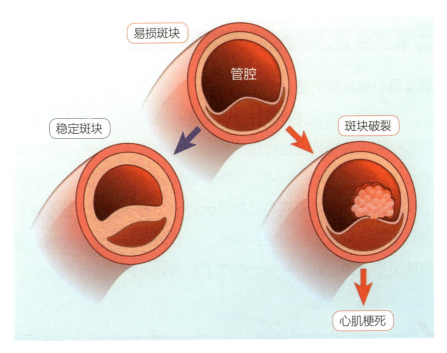

动脉斑块与心肌梗死

冠心病是一个连续性进展性疾病，主要危害是发生心肌梗死、猝死等不良事件，这主要取决于动脉粥样硬化疾病的广泛程度和危险因素：糖尿病、高血脂、高血压等疾病危险因素，年龄、遗传、肥胖、不健康饮食、身体活动不足、睡眠不够、环境变化、吸烟、炎症状况等情况都可促进斑块生长、破裂和血栓形成，继而发生严重的后果。

因此，虽然支架能解除狭窄，但也仅仅对狭窄重拳出击，并没有改变周围环境，没有"教育"潜在的"犯罪分子"，不能预防"犯罪"的发生。

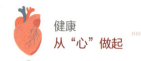

 知识扩展

有早发冠心病家族史者，自己要警惕

研究发现，如果父母或兄弟姐妹等一级亲属过早发生心血管疾病，那么后代发病风险也将随之增加。通俗来说，如果你的父亲或兄弟在 55 岁之前发生冠心病，或你的母亲或姐妹在 65 岁之前发生冠心病，那么你患冠心病的可能就大得多。对于有早发冠心病家族史者，更应重视预防冠心病。当然，这并不代表一定会发病。遵循健康的生活方式，可以在一定程度上抵消冠心病的遗传风险。

 误区解读

我不胖，也没有"三高"，不可能得冠心病

这个观点错误。"三高"是指高血压、高血糖和高血脂。根据有关研究，在所有发生心肌梗死的患者中，无论老年人还是年轻人，约半数为中低危人群，也就是说只有"一高"或"两高"，发生心肌梗死的比例并不低。冠心病的发生与多种因素有关，如家族遗传史、不良生活方式、精神压力大等。而且，即使是高血压、糖尿病等疾病前期，患冠心病和脑梗死的风险也会增加。因此，在现代社会，每个人都要注意预防。

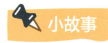 **小故事**　**弗明翰心脏研究**

弗明翰心脏研究是美国一项具有里程碑意义的心脏病学研究，

自 1948 年启动以来，已经持续了超过 70 年。研究结果显示，高血压、高胆固醇、吸烟、糖尿病和肥胖等因素与心脏病风险密切相关。此外，研究还发现了性别、年龄和家族病史等遗传因素对心血管疾病的影响。研究人员也发现了一些预防心血管疾病的有效措施，包括降低胆固醇水平、控制血压、戒烟等。这些研究成果为心血管疾病防治提供了重要的科学依据。

胸痛怀疑心肌梗死，该怎么办

冯先生 49 岁，长年吸烟喝酒。一天他在外面感觉胸闷，浑身出汗，四肢冰凉，小便失禁，他马上开车回家。爱人尹女士意识到可能是心肌梗死，给他服用了硝酸甘油。冯先生觉得呼叫 120 小题大做，但尹女士执意拨打了电话，并派女儿在小区门口引导急救车来到单元楼门口。急救车到后心电图显示"疑似心肌梗死"。在送往当地最大医院的途中，冯先生血压开始下降。尹女士立即决定去最近的医院。到医院后心电图已显示大面积心肌梗死，尹女士又果断签字立即手术放支架。整个过程用了 1 个小时。最终冯先生得救了。医生说再晚来 10 分钟，命可能就保不住了。

 小课堂

1. 急性心肌梗死，后果很严重

心肌梗死是指给心脏供血的血管突然闭塞，心肌得不到氧气和

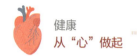

养分，发生了缺血和坏死。血管闭塞的原因是在动脉粥样硬化基础上，发生了斑块破裂，突然形成的血栓堵住了血管。血管突然闭塞的后果很严重，一方面，心肌坏死可导致心脏射血功能下降，发生心衰，甚至心脏破裂；另一方面，心脏是电流驱动的，心肌坏死也会累及心脏的"电线"，导致恶性心律失常，随时会猝死。我国七成急性心肌梗死死亡病例发生在院外，没有到达医院就失去了生命。而且，心肌梗死患者入院后，都需要住进 CCU，在身上贴上电极片，24 小时监护心律变化，一旦发生心脏停搏或室颤，医务人员马上就会上前心肺复苏或除颤。

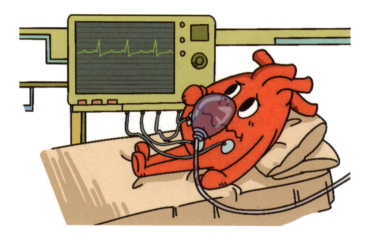

CCU 中的急性心肌梗死患者

2. 心肌梗死，有哪些诱因

相关研究表明，过度劳累和情绪激动，是心肌梗死常见的诱发因素。近一段时间过度的生活方式不良和饮酒，是年轻人心肌梗死常见的诱因。对老年人而言，天气环境骤变、手术和伴随其他疾病，亦容易诱发心肌梗死。

3. 哪些症状，提示心肌梗死

急性心肌梗死的典型症状为剧烈胸痛伴大汗，疼痛多呈持续性，可超过 20 分钟。大约七成中青年有这种典型表现，而老年人仅半数症状较典型。疼痛的常见部位在胸骨后或心前区，可向下颌、左肩、左上臂放射；疼痛性质为压榨样、憋闷、烧灼感，或有压迫感，可伴有大汗、黑朦、晕厥等症状，休息或应用硝酸甘油等药物不能减轻。有些心肌梗死患者表现为腹痛、牙痛或肩痛。

4. 怀疑心肌梗死，自己该怎么办

一旦因胸痛怀疑自己是心肌梗死，应立即拨打 120 急救电话，前往最近的有心肌梗死救治能力的医院就诊。家里若有硝酸甘油也可以服用，但建议仅服用一次，硝酸甘油一片（0.5mg）舌下含服。在等待救援期间，应保持安静状态，不宜活动或自行开车去医院。

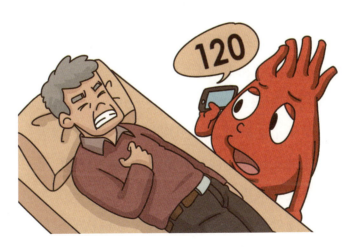

怀疑自己是心肌梗死时，要呼叫 120

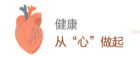

5. 确诊心肌梗死，医院会怎么治

有关指南建议对发病 12 小时的心肌梗死，进行急诊介入治疗（支架置入）或溶栓治疗。对于超过 12 小时仍有胸痛症状，或心衰加重表现的心肌梗死，也可选择放支架。溶栓治疗最好能在 3 小时内做，因为血栓早期比较松软，用溶栓药物能够化开。

6. 心肌梗死怎么预防

一项国际研究表明，每 10 个心肌梗死中有 9 个可以被预测，而 6 个心肌梗死中有 5 个可以预防。心肌梗死前三位的危险因素为高脂血症、吸烟和精神压力大，其他危险因素包括糖尿病、高血压、肥胖、不健康饮食、活动少和饮酒。睡眠不足和质量差也是一项重要的危险因素。因此，管好"三高"和坚持健康生活方式，能预防大多数的心肌梗死。

 知识扩展

胸痛去医院就诊，医院会做哪些检查

心肌梗死也有典型和不典型的表现，都需要做检查综合判断。心电图是最简便的方法，在急诊，要求 10 分钟之内完成胸痛患者心电图检查。对于不能根据心电图判断心肌梗死的患者，还要进行额外的检查，如抽血化验心肌坏死的标志物肌钙蛋白等。肌钙蛋白升高是判断心肌梗死最重要的指标。

还有些人正好处于疾病进展的阶段，第一次心电图检查和抽血化验没有发现问题，这时医生会让患者在急诊科观察一段时间，过一会儿再抽血和做心电图。也有一种情况，即使心电图和抽血判断不出来是不是心肌梗死，但对于临床特点典型的症状，应马上做急诊的冠状动脉造影，因为时间很紧张，再拖下去，只是浪费时间，需要赶紧做造影把问题搞清楚并加以解决。有时，医生也会做判断其他类型可能会危及生命的疾病的辅助检查，如抽血检查 D- 二聚体和 BNP 或 NT-proBNP，或做超声心动图、胸部 CT 等，以判断有无肺栓塞、心衰、主动脉夹层、气胸等。

 误区解读

1. 我就胸痛了一阵儿，应该没大问题

这个观点错误。血栓形成的特点是动态变化的，血栓是一个团块儿，里面有红细胞、血小板和纤维蛋白，越早期越松散，越晚期越硬。血栓可能一会儿完全堵死血管，一会儿又化开、血流可以通过，因此患者早期的胸痛可以是间断的。因此，即使疼了 3 ~ 5 分钟，只要症状典型，即剧烈胸痛伴大汗，就应怀疑可能是心肌梗死。这是一个重要的警示信号，不要错过。

2. 服用硝酸甘油后不痛了，就不用去医院了

硝酸甘油是缓解症状的药物，并不是救命药物。含药后症状改善，并不等于病治好了，病变仍然存在，仍可能危及生命。因此，即使症状有所缓解，也依然要去医院就诊。

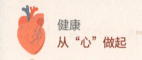
如何"看到"冠状动脉

赵先生和李先生是好朋友，两人都是 56 岁。两个人平时都有高血压、高血糖和高血脂问题，都爱吸烟喝酒。赵先生最近在活动时常感到胸痛，多次做心电图检查未见异常，医生建议他进行冠状动脉 CT 检查。时隔不久，李先生在某次搬运重物后出现胸痛，持续了 20 分钟，轻微出汗，因为是周日，他去了医院急诊，结果抽血化验发现肌钙蛋白升高，医生建议李先生住院进行冠状动脉造影检查。李先生的疑惑是，我为啥要做造影，冠状动脉 CT 不行吗？

 小课堂 · · · · · · · · ·

如何"看到"冠状动脉

人的一生中，心脏会跳 20 多亿次，泵到全身的血液累计 2 亿多升。这一切，仅仅靠直径 3～4mm 的冠状动脉来供应血液给心脏。这么细的血管，一旦发生狭窄或闭塞，会导致心脏缺血，继而影响全身的血液供应。如何才能知道血管是否出问题了呢？早先只能用心电图间接判断心肌缺血，但是心电图只有在缺血的面积足够大、正在发病时，才能记录到。这显然不能满足看病的需要。

1958 年一位医生偶然发现，将导管放在冠状动脉开口打造影剂，可以让冠状动脉显示出来，能够看到冠状动脉是否存在狭窄或阻塞。之后随着支架置入和搭桥等治疗方式成熟之后，冠状动脉造影也逐渐成为常规的一种方法。医生会选择在患者的手腕（桡动脉）或腹股沟（股动脉）进行穿刺，并放进去一根中空的管子，推送到冠状动脉的开口处后，通过管子把造影剂打进冠状动脉里，让冠状动脉充盈。由于X线不能透过造影剂，从而可显示冠状动脉情况，医生根据造影结果，决定下一步的治疗。因冠状动脉造影能够"直接"看见冠状动脉情况，曾一度被视为诊断冠心病的"金标准"。其实造影也是间接显示血管狭窄，并不能看到动脉粥样硬化的情况，就像我们只能看到印章印下的形状，但并不知道印章是什么样的。冠状动脉造影通常需要住院进行，毕竟在身体里面送了一根管子，有出血和血管损伤等并发症。

由于影像学技术的快速发展，CT可以围绕人体进行螺旋式地快速采集数据，并能进行图像的三维重建，那就是——冠状动脉CT。做冠状动脉CT不需要住院，也不需把管子伸到心脏里。检查时，需要平躺在CT扫描床上，护士通过上臂静脉注入造影剂，之后机器扫描造影剂在血管内的充盈情况，检查持续5～10分钟。在扫描期间，机器会拍摄多张平面图像，医生会利用这些图像生成冠状动脉的三维图像，还原出冠状动脉全貌。有些人心率过快，可能会影响图像的清晰度；还有些人可能对造影剂过敏，检查结束后需要观察一段时间。因此，冠状动脉CT也"看到"了冠状动脉情况，这实际是CT平扫后计算出来的。

一般来说，冠状动脉CT和冠状动脉造影的符合度为85%～95%。特别重要的是，若冠状动脉CT没有问题，通常造影基本上是正常的。因此，冠状动脉CT可作为造影检查的"守门人"，可以让大部分无或轻度冠状动脉狭窄患者避免做造影。

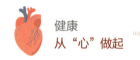

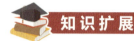 知 识 扩 展

冠状动脉 CT 和冠状动脉造影，该如何选择

冠状动脉 CT 的优点很多，是一个较为理想的排除冠心病的方法：不需住院，是无创检查；能分析斑块负荷和性质，这点是冠状动脉造影做不到的；无症状的高危风险人群进行冠状动脉 CT 检查，可能发现有一定程度的动脉粥样硬化，如果给予早期治疗，可以预防严重的心血管疾病；钙化明显的患者应加强心血管疾病的预防。但是，如果是严重心绞痛、急性心肌梗死或病变严重的患者，有可能需要放支架或搭桥，这时进行冠状动脉造影或许更好，案例中的李先生就是这种情况。

 误 区 解 读

冠状动脉造影比冠状动脉 CT 更好

检查无所谓好与不好，关键是要选择合适的。对于病情危重、可能需要治疗的患者，选择造影更合适。但是目前国内外的共识和指南建议，对于稳定型心绞痛患者，冠状动脉 CT 应作为优先检查策略。对于无症状人群，在某些临床情况下，如有家族性高胆固醇血症、糖尿病或吸烟等多种心血管危险因素的患者，冠状动脉 CT 如果发现有动脉粥样硬化，应给予预防措施，能预防患者发生严重的心血管疾病。冠状动脉 CT 还能发现心脏以外的病变，如肺癌和肺栓塞等。

　　心脏造影的发明

　　1958 年，瑞典的医生费尔南多·门德斯一次偶然的失误，为今天能够看到冠状动脉打开了一扇窗。他在为一名患者进行心导管检查时，不慎将本该注入心室的造影剂直接打进了冠状动脉。令人惊讶的是，冠状动脉在 X 线下竟然清晰地显现。以前人们认为，导管进入冠状动脉就会导致室颤，但这个患者竟然没有发生室颤。受到这一意外发现的启发，他不断完善操作方法，寻找更安全、有效的造影剂，并逐步掌握了将导管精确地送入冠状动脉开口的技术。经过多次实验和临床试验，冠状动脉造影的技术逐渐应用于临床。

心绞痛，一定会痛吗

　　老李今年 70 岁了，经常慢跑、游泳和爬山。近日，老李体检发现心电图异常，随后行冠状动脉 CT 检查发现有一支动脉存在大约 80% 的狭窄。医生问他时，他说在运动量大时胸口会有一些隐隐的憋闷，但只持续 5 分钟左右，休息后可以缓解。医生告诉他这是心绞痛。老李说，我一点也不痛啊？

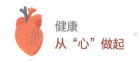

小课堂 • • • • • • • • • • • • • • • • •

1. 心绞痛，是一种怎样的痛

动脉粥样硬化是一种随着年龄增加而逐渐进展的疾病，即便一个人生活方式非常健康，到了老年阶段，动脉也可能出现狭窄或堵塞。血管堵塞分为两种类型，一种是急性狭窄，临床上表现为急性心肌梗死，可能会对生命构成威胁；另一种是逐渐发生的狭窄，当狭窄严重时，引起缺血，一般称为稳定型心绞痛。

很多人误以为心绞痛是一种"痛"，但大家不要被"痛"这个字误导了。相当一部分患者在心肌缺血时，并不会感受到明显的痛，他们可能会描述为"胸闷""灼热感""胸口像压了块石头"或"胸口发紧"等。症状通常持续 3 ~ 5 分钟，经休息或舌下含服硝酸甘油可缓解。

典型的心绞痛发作通常位于胸骨后方，也可出现在左侧心前区，范围大约有一个手掌大小，往往没有明确的边界。也有的心绞痛表现为下颌痛、脖子痛，后背痛和腹痛等，可以通过内脏神经系统放射到身体的其他部位，如肩部、下颌部和左上肢。但心绞痛向下肢放射的可能性较低。

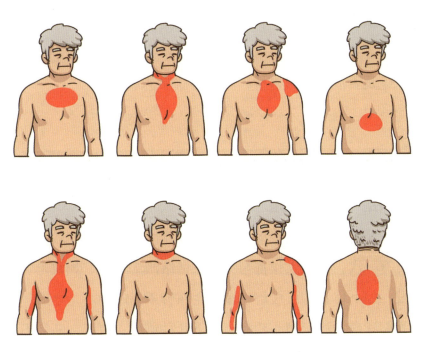

心绞痛常见的位置（红色区域）

2. 心绞痛，该怎么治疗

　　主要是在健康生活方式的基础上应用一些药物，延缓动脉粥样硬化的进展，避免发生急性闭塞，预防心肌梗死和猝死等严重后果。常用药物包括三大类：一类是可以改善预后，预防发生心肌梗死的药物，如抗血小板药物（阿司匹林）和控制血脂药物（他汀类药物）；第二类是控制心绞痛的药物，如β受体拮抗剂、硝酸酯类药物和尼可地尔等；第三类是控制其他危险因素的药物，如降压和降糖药物。如果有心衰和心肌梗死病史，可能还需要应用相应的治疗药物。

　　若狭窄严重，且心绞痛明显影响了生活质量，一活动就出现心绞痛、啥事儿也干不了，可以考虑进行冠状动脉介入治疗或冠状动

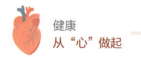

脉旁路移植术，也就是老百姓常说的放支架或搭桥。老李的情况属于稳定型心绞痛，可以采取药物治疗，不一定马上需要进行支架置入。无论是否放支架或搭桥，药物治疗都是基础。

 知 识 扩 展

如何判断是"稳定"还是"不稳定"

一般来讲，如果已确诊心绞痛，发作次数少，也比较固定，比如每月有一次，每次发作都与劳累或情绪激动有关，如快走、爬坡时诱发，停下休息即可缓解，多发生在劳累当时而不是之后，这种情况我们考虑为稳定型心绞痛。以下几种情况，可以判断为不稳定型心绞痛：①之前从来没有，最近新发生的心绞痛；②其次是之前心绞痛比较稳定，但近期胸痛发作次数增加，持续时间延长，稍微一活动就会诱发心绞痛；③心绞痛发生在休息或安静状态下。此时应尽快去医院就诊。

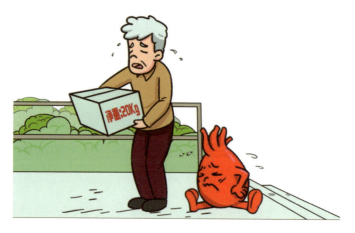

稳定型心绞痛

误区解读

1. 做完支架，心绞痛就治好了

这个观点是错误的，患了心绞痛，应在改善生活方式的基础上，进行药物、介入（包括支架置入）或外科（搭桥）治疗。支架置入治疗仅仅是缓解症状的一种方式，并不能从根本上治疗疾病。有些患者"迷信"支架，即使冠状动脉狭窄程度不严重，仅仅有些不适，也积极要求医生置入支架；还有些患者在冠状动脉 CT 检查中发现狭窄，但症状轻微甚至没有症状，其实此时进行支架治疗并不合理。对于稳定型心绞痛患者，建议应用规范的药物治疗和心脏康复，如使用控制心绞痛药物、他汀类药物和阿司匹林等；同时，要管理好危险因素。特别需要注意的是，没有症状并不等于心绞痛已经治好了，因为病变的发展往往是隐匿的。

建议使用药物不能控制症状、存在大面积心肌缺血或高危的患者，进行支架置入或搭桥。然而，即使患者做了心脏支架或搭桥，如若不控制动脉粥样硬化的进展，重新开通的"大路"仍有再次狭窄或闭塞的风险。此外，未置入支架的血管也可能出现病变进展。

2. 心肌梗死的症状重，心绞痛的症状轻

从症状来看，心绞痛和心肌梗死性质相似，只是程度的差别。不建议患者自己根据症状来区分心绞痛和心肌梗死，有些人自己感觉症状不严重，也可能是自己的耐受性较强，或有糖尿病等疾病，影响了自己对症状的判断。从医生的角度看，有很多心肌梗死患者的症状并不典型，所以医生并不完全根据患者的描述来判断是不是心肌梗死。医生判断心肌梗死，还要根据心电图、心肌坏死标志

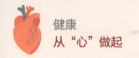
物、超声心动图等检查。

硝酸甘油和炸药

1847 年，意大利一位化学家在实验中发现，用硝酸和硫酸处理甘油可以得到一种黄色的油状透明液体，即硝酸甘油，但这种液体很容易因轻微的震动而发生爆炸。随后，瑞典发明家诺贝尔改良了硝酸甘油的生产工艺，并因此发明了炸药，他将一部分由此获得的财富用于设立了诺贝尔奖。很多国家也开始使用硝酸甘油炸药。但后来人们留意到，有些患有冠心病的兵工厂工人在工作时并无不适，但一到周末休息时，心脏病发作的情况增多了。后来的研究发现，硝酸甘油原来可以缓解心绞痛的症状。到了 19 世纪 70 年代，硝酸甘油正式成为用于治疗心脏病的药物。

冠状动脉有狭窄，就要放支架吗

王女士是一位 55 岁的公司职员，有糖尿病，尽管工作压力较大，但她也保持着每周 3 次的跑步习惯。她的冠状动脉 CT 显示她的一支心脏血管有 50% 的狭窄。她去看心内科医生，医生告诉她，以目前的狭窄程度，不需要使用支架治疗。王女士自己则认为，既然有狭窄，就该使用支架解除狭窄。王女士的想法对吗？

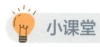
小课堂

1. 哪些情况放支架比较好

冠状动脉是心脏"发动机"的"油路系统"，严重狭窄有可能导致心脏血液供应不足。冠状动脉狭窄是否需要放支架，有严格的适应证，需要由专业医生根据血管狭窄情况、症状、是否引起心肌缺血及其范围等多种因素来综合决定。一般来讲，像王女士这种轻中度狭窄，不会引起心肌缺血，不需要放支架。正确的做法是改善生活方式和控制导致动脉粥样硬化的危险因素，比如控制好"三高"，健康饮食、规律运动、戒烟戒酒等。

但对于急性心肌梗死，救治的关键是尽早开通闭塞的冠状动脉，介入治疗是首选方法。严重的冠状动脉狭窄，同时有明显的心绞痛但药物控制不满意，严重影响生活质量，或有心脏功能受损和大面积心肌缺血等情况，也是需要治疗狭窄病变，包括放支架或搭桥。

2. 心脏支架如何置入

支架是一个金属网状的架子，通过一根导管放进冠状动脉内，把狭窄的地方用这个架子撑起来，把动脉粥样硬化斑块挤到血管壁上，让血流顺畅通过。

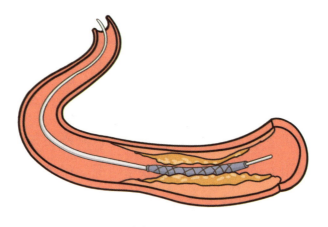

支架释放前

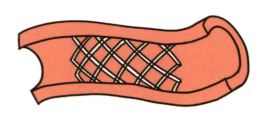

支架释放后

　　支架没有使用年限之说。有很少患者在支架置入后会发生支架内血栓形成，概率不到 1%，但是一旦发生则情况较重，为预防支架内血栓，一般要求在手术后应用双联抗血小板药物来预防血栓形成。现在多

支架置入过程

数使用的是药物洗脱支架，意思是在支架上涂了药以防止血管内膜增生，可预防再狭窄，目前再狭窄发生率已经低于 5%。但术后如果不控制"三高"，不管理自己的生活方式，血管其他位置也照样会发生狭窄。

知识扩展

什么是血管内影像检查

　　血管内影像检查有很多，比如血管内超声成像（IVUS）和光学相干断层扫描（OCT），是在冠状动脉造影时可额外做的检查。做的时候需要放进去一根导管，导管上有个探头，能够近距离看到冠状动脉的病变，帮助医生准确评估狭窄的具体情况，尤其是有些病变属于临界病变，确实难以从造影上判断是否影响血流。此外，在支架置入后，这些检查可以判断支架置入的是否合适。QFR 是我国的原创技术，检查时无须再往冠状动脉中送入一根导管，仅需通过造影的图像资料，也能够判断血管是否有严重的狭窄。虽然血管内影像检查可能会增加一些费用，但能帮助制订个性化的治疗方案，减少并发症的发生率，提升手术效果。

误区解读

1. 贵的支架一定好

　　这个观点错误，其实放支架和吃药一样，关键是选择最合适的。不同厂家、不同型号以及不同长度的支架都有一定的特点，医生会根据病变的特点选择不同的支架。比如，有的型号比较长，有的支架支撑力比较强，还有的支架能通过扭曲的病变等，至于支架贵不贵，是国产还是进口，倒不一定是主要考虑的问题。

　　治疗效果的好坏，一方面与支架有关，一方面与操作技术有关系，贵支架放不好，效果也不会好。另外，置入支架后的"保养"

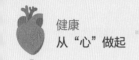

也很重要。如果置入支架后还是照常吸烟，不管高血压，也不按医嘱吃降脂药，就算置入再贵的支架效果也不好。

2. 能降解的支架比金属支架好

与传统的永久性金属支架相比，生物可降解支架由可降解、可吸收的材料制成，在血管狭窄部位置入后，可在体内被逐步降解和吸收，无永久性支架留存在体内。但生物可降解支架的适用范围有限，目前推荐用于：①参考血管直径在 2.75～3.75mm 之间的病变；②预扩张效果满意的无钙化或轻度钙化病变；③分支血管直径不超过 2.0mm 的分叉病变；④病变长度不超过 20mm 的病变。而且，使用生物可降解支架对术者的要求较高，需要精确选择适合的病变，并采用恰当的手术技术。

哪些人应该选择搭桥

老赵今年 60 岁，有 20 多年的冠心病史。8 年前冠状动脉造影显示心脏一支重要血管近段有 90% 狭窄。当时接受了支架手术。但之后老赵又患上糖尿病和肾病，1 个月前又发生了胸痛、憋气。造影复查显示，之前的支架仍然通畅，但其他血管多处出现了弥漫性狭窄。因此，医生建议他进行冠状动脉搭桥手术。老赵觉得，冠状动脉搭桥手术太大、太痛苦了。

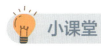
小课堂

1. 什么是冠状动脉搭桥手术

冠状动脉搭桥手术，也叫冠状动脉旁路移植术，俗称搭桥，是治疗冠心病的一种有效方法。手术通过从患者身体的其他部位获取血管材料，一端连接到升主动脉根部，另一端连接到冠状动脉狭窄或阻塞部位下游的区域，相当于用通畅的血管建立了一座桥，绕过冠状动脉的狭窄部分，从而改善心肌的供血。常用的血管材料来源包括大隐静脉、胸廓内动脉和桡动脉。搭桥可以在体外循环辅助下进行，这种方法被称为传统搭桥；也可以在不使用体外循环的情况下完成，即不停跳搭桥。无论采取哪种手术方法，目的都是为了改善血流，缓解心绞痛症状，降低心脏疾病发作的风险。

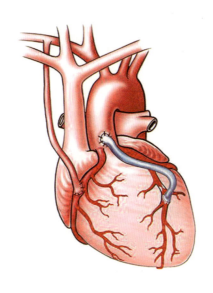

搭桥

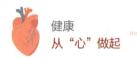
2. 什么是静脉桥和动脉桥

在冠状动脉搭桥手术中，医生会使用患者身体其他部位的血管来绕过堵塞的冠状动脉，以恢复心脏的血流。这些被"借用"的血管像一座跨越堵塞的"桥"，因而被称为血管桥。血管桥可以分为静脉桥和动脉桥两种。静脉桥是指使用大隐静脉（位于腿部的一条静脉）当"桥"，其操作相对简单，适用于多数患者。

但把静脉当成动脉来用，相对耐用性差一些，长期通畅率相对较低。而动脉桥是使用胸廓内动脉或桡动脉（位于手臂的动脉）当"桥"，更耐用，长期效果更好，让动脉发挥动脉的作用，不易发生病变，但做起来相对难度较高。无论是静脉桥还是动脉桥，目的都是为了恢复心脏的血流，缓解症状，提高患者的生活质量。医生会根据患者的具体情况和需求，选择合适的血管桥类型。

 知 识 扩 展

1. 哪些人应该选择搭桥

搭桥是治疗冠心病的一种重要方法，但并非适用于所有患者。目前药物治疗结合冠状动脉支架已经可以解决很多问题，但存在多处严重堵塞、复杂动脉病变、糖尿病、左主干动脉病变，以及合并需要开胸手术的其他心脏疾病（如瓣膜病等）等情况的患者可能仍需考虑搭桥。正如案例中的老赵，初次发病时适合支架治疗，但后期出现了糖尿病、肾病，且血管存在多处狭窄，这些病情的变化使其更适合接受搭桥。

2. 小切口搭桥，效果更好吗

小切口搭桥，也叫微创冠状动脉搭桥，是一种通过较小切口进行的冠状动脉搭桥手术。相比传统的大切口搭桥，小切口搭桥具有恢复时间更短，创伤较轻，康复时间大大缩短，愈合后留下的瘢痕更小的特点。不过，小切口搭桥并不适用于所有患者，对于动脉病变复杂或多处严重堵塞的患者，传统手术可能更为适宜。因此，医生会根据每个患者的具体情况，选择合适的手术方法。

 误区解读

搭桥创伤大，能支架坚决不搭桥

实际上，这是一种误解。支架和搭桥都是改善冠状动脉堵塞的治疗方式。对于多处严重堵塞或复杂动脉病变的患者，支架手术可能无法彻底解决问题。搭桥通过使用身体其他部位的血管绕过堵塞部位，能够提供更持久的血流恢复，在某些情况下长期效果更好，改善心脏供血较为彻底。医生会根据患者的具体病情进行全面评估，对短痛和长期获益进行权衡，以确定哪种手术方式最为适宜。

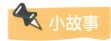 **冠状动脉搭桥手术的历史**

心绞痛的症状早在 1759 年就被医界所认知，但一直未能找到有效的根治方法。对冠心病的外科治疗探索，直到 160 多年后才逐渐开始。1960 年，美国的 Robert Goetz 医生在纽约为一名司机实

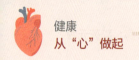
施了胸廓内动脉 - 右冠状动脉的移植手术，这被认为是世界上首例成功的搭桥。到了 1966 年，美国克利夫兰诊所的 René Favaloro 医生，首次利用大隐静脉进行了搭桥，并确立了许多关键性技术细节，被誉为"搭桥之父"。1974 年 11 月 8 日，郭加强教授成功为一名五十多岁的冠心病患者实施了搭桥，开创了我国的先河。

别生气，警惕"心碎"

王先生平时性格温和，有一天，他在公司和同事发生了争吵，他突然感到胸痛和呼吸困难，被同事紧急送往医院。医生初步诊断为急性心肌梗死，急诊冠状动脉造影显示血管正常的，最终被诊断为心碎综合征。医生告诫他以后要学会管理情绪，避免过度激动。

 小课堂 ·····················

什么是心碎综合征

心碎综合征，在医学上被称为应激性心肌病或 Takotsubo 心肌病，是一种因极度情绪压力引发的急性心脏病。这种病最初在日本被描述，其名称"Takotsubo"来源于一种用于捕捉章鱼的器具，因为患者在发病时，心脏会出现类似捕章鱼的篓子样的形状。心碎综合征通常发生在过度愤怒、悲伤、惊吓时，在地震等极端灾害时也会增加。其症状与心肌梗死非常相似，表现为胸痛和呼吸困难，但冠状动脉造影看不到明显的冠状动脉狭窄。交感神经过度激活可能是其发病的机制。

另外，生活中的好事情，如中大奖、结婚、过生日、朋友聚会等而过于开心，会诱发一种类似心肌梗死的疾病，有人称之为"开心综合征"，其实也属于应激性心肌病。除了情绪剧烈变化，这种疾病还可由于躯体因素诱发，如剧烈运动、躯体严重疾病、外伤、感染、手术等。

心碎综合征在大多数情况下是可逆的，患者在几周到几个月内可以完全康复。但也可能发生包括死亡在内的严重后果。如果在10天内左室功能不能恢复，晚期可能预后差一些。有研究发现，与女性患者相比，男性患者风险更高，更容易出现心源性休克和死亡。还有研究发现，心碎综合征还有一定的复发率。

 知识扩展

情绪好，不易患心脏病

情绪和压力直接影响心脏和血管的健康。当我们感到愤怒、焦虑或悲伤时，身体会产生应激反应，导致一系列生理变化，如血压升高、心率加快和血管收缩。情绪波动还会促使体内释放压力激素，如肾上腺素和皮质醇，这些激素如果长期处于高水平，会损害心血管系统，加速动脉硬化和高血压的进展。有研究显示，经常大怒可导致心血管死亡，也有可能会导致心衰、房颤发生。一项研究发现，在心肌梗死发作前1小时，有15%的人曾生气或情绪不稳定；另一项研究发现，生气会引发所有类型的脑卒中。此外，负面情绪常常会引发不健康的生活习惯，如暴饮暴食、吸烟和缺乏运

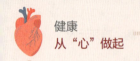
动，这些行为都会增加患心血管疾病的风险。相反，保持积极的心态和良好的情绪管理有助于促进心脏和血管的健康。

做了支架或搭桥，冠心病就治愈了吗

李先生，55岁，因冠心病做了支架手术。术后，医生为他开具了六、七种药物，并叮嘱他务必按时服药并定期进行复查。李先生出院后感觉身体状况良好，术后1个月和3个月的复查结果均显示病情平稳。此时李先生以为自己已经痊愈，又听邻居说"药物伤胃和伤肝"，于是擅自停止服用所有药物。9个月后，李先生突感剧烈胸痛，被紧急送往医院。医生诊断为心肌梗死，需要急诊再次手术。

 小课堂

冠心病可防可治，但不能根治

刚出生时，我们的心脏就像新装修好的房子，有两房两室，供电、上下水和门窗使用情况良好。但随着年龄增加，使用时间长了，每个地方多多少少都会有些毛病。作为"油路系统"的冠状动脉最大的问题是"管道生锈"，让心脏缺"油"。目前不断涌现的诊疗技术使得疗效大大提高，但总体来说，冠心病还处在"可防可治，但不能根治"的阶段。导致冠心病的危险因素，可分为不可逆转因素和可逆转因素，不可逆转因素包括遗传和年龄等，可逆转因素包括血脂异常、高血压、吸烟、肥胖、体力活动减少、不健康饮食、糖尿病和心理精神压力大等。年龄增加和遗传因素改不了，能改的只有后面的，把可逆转因素完全纠正了，就能明显降低冠心病的复发风险。

知识扩展

冠心病患者定期复查，需要查什么

（1）症状情况。如果症状有变化，比如心绞痛加重了，或出现新的症状，需要告诉医生。此时为明确心脏情况，需要做进一步的检查。比如运动负荷试验、冠状动脉造影等。如果有体力活动耐力下降和夜间有呼吸困难等情况，需要告诉医生，医生会判断是否存在心功能下降。

（2）血脂情况。应重点关注 LDL-C，目标是 < 1.8mmo/L（甚至更低）或较基线水平下降至少 50%。有些患者可能需要降低到 1.4mmo/L 以下。

（3）血压和血糖。不管有没有高血压都要查血压。发现有高血压及时治疗。已经有高血压的患者，如果血压不达标要调整治疗。没有糖尿病的人也需要定期查血糖，以便做到早发现早治疗。糖尿病患者更应该监测血糖，并控制血糖达标。

（4）肝功能、肾功能、血常规。有些药物对转氨酶、肾功能等有副作用，安全起见需定期复查，尤其在用药初期。有些药物有增加出血的风险，需要查血常规，观察有无贫血等。

（5）超声心动图和心电图。如果患者之前发生过心肌梗死或有心衰，需要定期复查超声心动图，了解心脏的结构和功能有无异

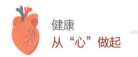

常变化。必要时查心电图，与之前的比较，以便初步判断有无新发的缺血情况。

 误区解读

没症状了，就是冠心病治好了

这是错误的观点。缓解症状固然很重要，但预防包括心肌梗死和猝死在内的疾病复发，才是最重要的。研究发现，冠状动脉粥样硬化负荷程度越重，不同血管上的病变越严重，今后发生心肌梗死的风险越高。支架和搭桥可以改善供血，但未能显著减少心肌梗死或死亡。此外，心肌梗死主要是由不稳定的斑块破裂诱发，引起心肌梗死的大多数病变，也并不是特别狭窄的病变部位。总之，对于冠心病患者，把严重狭窄的地方放上支架或搭桥可以缓解症状，是有必要的，还应着眼于未来不发生严重的心肌梗死或猝死。目前的降脂药物和抗血小板药物，不但能预防心脏病复发，还能预防脑卒中，显著延长患者的寿命。

答案：1. B；2. A；3. ×

健康知识小擂台

单选题：

1. 下列哪项不属于针对冠心病的检查（　　）

　　A. 心电图　　　　　　　　B. X 线胸片

　　C. 冠状动脉 CT　　　　　D. 冠状动脉造影

2. 下列哪项是急性心肌梗死的典型临床表现（　　）

　　A. 剧烈持续性胸痛

　　B. 胸口一吸气就有点疼

　　C. 右胸，针刺样疼痛

　　D. 上腹胀，呃逆

判断题：

3. 置入支架能根治冠心病。（　　）

**冠心病：猝死
元凶自测题**

（答案见上页）

心衰是心脏病的严重阶段

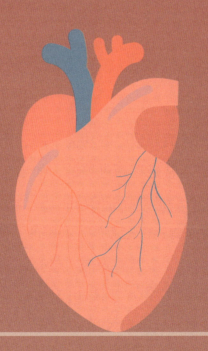

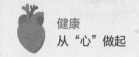
心衰可以存在于所有心脏病的终末阶段，比如冠心病、心肌梗死、心律失常、高血压、瓣膜病等，还有可能存在于心脏病的严重阶段。心衰分期、分级，有效的治疗，能够明显地缓解轻度心衰的症状，预防疾病进展。本章详尽阐述了心衰的诱发因素、临床表现以及治疗策略，帮助大家全面了解心衰。

心衰，是没救了吗

李先生，65岁，退休教师，长期吸烟且患有高血压。他偏爱吃油腻的肉类，而且很少监测血压，服用降压药但并不规律。近2个月，他经常感到极度疲劳，轻微活动就会气促，晚上睡觉时还需垫高枕头才能呼吸顺畅。妻子注意到他的脚踝和腿部出现了水肿，医生怀疑他患了心衰。

 小课堂 ·······················

1. 心衰是怎么发生的

简单来说，各种疾病导致心脏功能下降、无法正常工作的情况，就是心衰。心衰通常是逐渐进展的，如果能够在早期找到原因、尽快解决，就有机会挽救心脏的功能。

心脏常见的故障来源：①冠心病，心脏的"油路系统"堵塞不畅，让心脏缺少能源；②心脏瓣膜病，是心脏的"阀门系统"故障，血射不出去（瓣膜狭窄），或射出去的血又回流了（关闭不全）；③先天性心脏病，心脏先天有"缺陷"，有部分血液没有走

"正道"；④心肌病，心脏的肌肉有问题，让"发动机"无力；⑤高血压，让心脏高负荷工作；⑥长期大量喝酒，让心肌长期受到"毒害"；⑦心律失常，心脏"电路"出了问题，让心脏长期"转速"异常；⑧还有一些心脏外的问题，如甲状腺功能亢进、贫血等，也可以让心脏太过劳累，导致心脏力不从心。

2. 出现什么情况，应该怀疑有心衰

一般来讲，心衰的症状包括体力活动耐量下降，一活动就胸闷憋气，或夜晚睡觉时突然憋醒，必须坐着或把枕头垫高才能入睡。此外，还可能有腿部、脚踝水肿，食欲下降和恶心等症状。心衰严重者白天也不能躺下。

如果有上述情况，做超声心动图检查就可能会发现心脏已经有了结构或功能异常。医生也会进行抽血化验，如果 BNP 或 NT-proBNP 指标高的话，就可以诊断心衰了。

 知识扩展

如何判断心衰的严重程度

医学界普遍采用美国纽约心脏病学会（NYHA）分级标准，该标准将心衰分为四个等级。

Ⅰ级：日常活动不受限制，进行一般体力活动时不会出现过度疲劳、心悸、呼吸困难或心绞痛。

Ⅱ级：身体活动轻度受限。休息时无自觉症状，但一般体力活动会引起过度疲劳、心悸、呼吸困难。

Ⅲ级：身体活动明显受限。休息时无症状，稍微活动即有乏

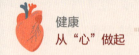
力、胸闷不适。

Ⅳ级：不能有任何身体活动，即使在休息时也会出现胸闷气短，上不来气。

　误区解读

没有症状，可以不用治疗心衰

有些患者认为只有在出现心衰症状时，才需要重视并积极治疗，这种观念是不正确的。心衰是一种持续进展的疾病，无症状阶段即处于代偿期，在这种状态下的心脏仍需要努力干活、维持供血，一旦有点儿风吹草动，如感冒、劳累，都可能让心衰症状"爆发"，人会"喘不过气、躺不平"，甚至危及生命。早期规范的治疗可延缓或逆转病情。

心衰用药，要用"新四联"

李先生43岁，因走路时喘憋伴双下肢水肿就诊。医生发现他有心脏扩大和心衰，诊断为扩张型心肌病。医生制订了药物治疗方案，在规律服药一段时间后，李先生的症状明显改善，遂自行停药。2个月后，他的喘憋及双下肢水肿等症状再度出现，且较前加重。

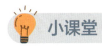 小课堂

心衰怎么治疗

（1）针对病因的治疗。对于不同类型的心脏病，要给予针对性的治疗，如冠心病引起的心衰，通过药物、支架或搭桥解决"油路系统"问题；瓣膜病引起的心衰，就要解决"门"关不严或打不开的问题；肥厚型心肌病，就需要解决肥厚的问题。

（2）心衰的药物治疗。目前治疗心衰药物证据最多的是"新四联"，包括：①肾素 - 血管紧张素系统（RAS）抑制剂，即名字后面有普利和沙坦字样的药物，如依那普利、沙库巴曲缬沙坦、坎地沙坦、氯沙坦、缬沙坦等；②β受体拮抗剂，如比索洛尔、美托洛尔、卡维地洛等；③盐皮质激素受体拮抗剂（MRA），如螺内酯、非奈利酮、依普利酮等；④钠 - 葡萄糖共转运蛋白 2 抑制剂（sSGLT2i），如恩格列净、达格列净等。

目前建议，心衰患者应尽早、小剂量、同时启动这四类药物；如果不能耐受同时启动，可以根据情况选择 1~2 种药物，然后根据患者的耐受情况，在 4~6 周内序贯启动"新四联"药物。同时监测血压、心率、肾功能、血钾等指标，评估患者的耐受性，然后逐渐上调药物剂量至最合适。

利尿剂也是心衰的标准治疗中必不可少的部分，合理使用利尿剂是心衰药物治疗的基础。利尿剂也有很多，如呋塞米、托拉塞米、布美他尼、托伐普坦等。其他治疗心衰的药物还有维立西呱、伊伐布雷定、洋地黄类药物（如地高辛）和一些中成药（如芪苈强心胶囊）。

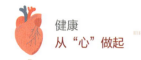
 知识扩展

起搏器也能治心衰

心衰是各种心脏病终末期的表现，非常难治疗，有时药物全都用过了，患者的情况也没有任何改变。后来研究发现，如果左心室、右心室收缩不同步，哪怕差了几十毫秒，都会让整个心脏的收缩不协调，心脏收缩功能就会受损。于是就研究出来一种三腔起搏器，在右心房、左心室、右心室三腔中各放一根电极，并且这3根电极发出的电脉冲是有序的，使心脏协调地搏动，从而治疗心衰，可以大大改善患者心衰的症状和存活率，这又叫心脏再同步治疗（CRT）。主要用于心脏收缩不同步的心衰患者。

终末期心衰患者猝死风险是增加的，还可以同时应用植入型心律转复除颤器（ICD），就像贴身戴着除颤仪，走到哪儿都保险了！ICD和心脏再同步治疗，可以联合起来，就叫CRT-D，既能够治疗心衰，又能够预防严重心衰或其他疾病引起的猝死。

三腔起搏器治疗心衰的原理

 误区解读

没心衰症状了可以停药

心衰症状的改善或消失，并不意味着心衰已经完全治愈，如果自行随意停药，很容易引起症状再次加重。案例中的李先生就是停药后复发的例子。心衰每次症状加重，都会导致心脏功能断崖式下降，虽然重新用药后症状再次缓解，但实际上心脏功能又下降了一大截。心衰患者应定期复诊，并根据实验室指标及超声心动图等结果，由医生来调整治疗方案。另外，患者也需重视生活方式的管理，如适当控制饮水量，避免摄入高盐食品。而喝水过多、餐食不节制会使血容量迅速增加，这些都会加重心脏的负担，有可能诱发心衰的再次发作或加重。

防心衰，应"治未病"

李先生38岁，吸烟，饮酒，身高170cm，体重已达到100kg。在2年前被诊断为高血压，未服药治疗。近日因头晕和胸闷就医，血压为180/110mmHg，超声心动图检查提示左心室肥厚。医生告诉李先生，他是心衰前期，如果不戒烟、减重、控制血压，可能发生脑卒中偏瘫致残；也有可能发生心衰或心肌梗死。

 小课堂

预防心衰有策略

很多人认为心衰是心脏不行了，离自己很远。研究显示，心衰的终生发生风险为24%，也就是说每四个人中有一个人在一生中可能发生心衰。预防是最经济最有效的健康策略，心衰可以分为四期，每一期都要避免进展至下一期。

第一期为心衰风险期，是指有高血压、糖尿病、冠心病或肥胖等心血管危险因素的阶段，管理危险因素是避免进入心衰第二期的

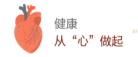

重要方法。

第二期为心衰前期，此时患者已发生了心脏结构和/或功能异常的情况，如心脏射血分数降低、心室肥厚、心脏变大、室壁运动异常、瓣膜异常等，但是还没有心衰的症状。此阶段应强化生活方式管理及应用药物，治疗心脏病、延缓心衰发展。

如果患者进入第三期——症状性心衰期，就要规范治疗心衰，否则心衰进展。如果第三期没管理好，进入第四期——晚期心衰，需要采取更积极的手段，如使用人工心脏或心脏移植。

 知识扩展

心血管事件链

心血管疾病的发生，并不是从 0 到 1 直接发生的。如果把 1 作为发生疾病，发生心血管疾病前，有 0.1、0.2、0.3……不同阶段，这一系列的问题按照时间的先后顺序发生，就像一条链条那样环环相扣，紧密相连，因此形象地称之为心血管事件链。提出心血管事件链概念，其实就是希望大家不仅关注那个 1，即心血管疾病（如冠心病、心肌梗死、瓣膜病），还要关注链条的前端（如高血压、高血糖、肥胖等），从最开始就开始针对性地预防，才是最高效的策略。冠心病患者发生心衰，其链条大致是：不健康的生活方式（不良饮食、久坐、吸烟等）→导致心血管危险因素（高血压、糖尿病、高脂血症等）→导致冠心病，未控制或未治疗→心衰→进展至晚期心衰→死亡。其实到晚期心衰之前，有很多的机会，就看我们能不能抓住了。

晚期心衰怎么选，人工心脏还是移植心脏

　　小杨是个30岁的小伙子，5年前活动后出现胸闷、气短，间断踝部、小腿水肿，晚上睡觉平躺会觉得憋气，超声心动图检查发现左心室明显扩大，收缩功能明显下降，诊断为扩张型心肌病，并合并心衰。医生建议他应用"新四联"药物，并叮嘱他控制饮水量、活动量，避免感冒等情况。小杨平时很注意生活管理并坚持用药，规律门诊复查调药，但近两年病情加重，稍活动就胸闷、气短，每年多次因心衰加重急诊或住院治疗，而且血压越来越低，不得不把原来使用影响血压的药物减量。他想了解像他这样的情况应该做人工心脏吗？

 小课堂

1. 人工心脏的适应证

　　人工心脏，学名叫左心室辅助装置，就是在衰竭的心脏上"外挂"一个"泵"，让这个"泵"和心脏并行工作。简单来说，人工心脏安装在心尖部，把血抽出来，通过一段人工血管再把血打进升主动脉里、运送到全身，让衰竭的心脏少干活。人工心脏用于晚期心衰患者，一般具备以下特征：因心衰反复住院；不能耐受规范化的药物治疗；需要反复使用静脉强心药物；因为心衰导致活动能力明显降低；超声心动图显示左心室极度扩张、心功能显著下降；

人工心脏工作原理、安装过程和适应证

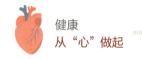
因心衰导致肝肾等重要脏器功能受影响等。

2. 人工心脏的应用场景

人工心脏主要应用于以下 3 种场景：①用于等待心脏移植的过渡期，能够稳定病情，使患者具备移植条件，为患者争取更多的时间等到合适的供体；②短期替代，待心脏功能恢复后撤除人工心脏；③晚期心衰患者携带人工心脏长期生存。

3. 做人工心脏前医生会做哪些方面评估

要进行生理、心理、家庭等多方面评估，包括评估心衰严重程度、有无其他严重疾病、能否安全服用抗凝药、心理健康状况、能否从亲友处得到支持以及维护人工心脏的能力等。

4. 术前需要做什么检查

要做血液生化检查以了解心脏、肝脏、肾脏和其他器官的功能，做血常规和凝血功能以评估能否耐受术中及术后的抗凝治疗。心电图可以显示心律以及心跳快慢。胸部 X 线检查可显示心脏的大小和形状，了解某些肺部问题。超声心动图可以帮助了解心脏结构和功能，确定人工心脏是否为正确的治疗方案。右心导管检查是将一根细长的软管从颈部血管插入送进心脏，检查心脏功能、心腔和肺血管压力等指标，有助于确定是否需要人工心脏 或其他治疗。

5. 人工心脏的风险和并发症

人工心脏的风险和并发症发生率很低，一般有以下几种情况：①出血，任何手术都会增加出血的风险；②血栓，当血液通过辅助装置时，可能会形成血凝块，血凝块可能减缓或阻断血流，导致装置出现问题或脑梗死；③感染，人工心脏的电源和控制器位于身体外部，通过皮肤上的小切口与导线连接，细菌可能感染该区域；

④装置故障，如果导线损坏，装置可能无法正确泵血，需要立即就医；⑤右心衰竭，但应用药物或其他治疗可能有助于改善右心功能。

 知识扩展

选择心脏移植还是人工心脏

两者都是针对晚期心衰的有效治疗手段，两者的适应证是相似的，在生存率、对生活质量的改善也相似。但心脏移植存在一些限制，如供体心脏来源受限，离体心脏仅能保存 4~6 小时，部分患者不适合心脏移植手术，如年龄较大（超过 70 岁）、罹患肿瘤、PRA 抗体强阳性配型困难、中重度肾功能不全、体重过大、肺动脉高压等，而人工心脏的要求相对宽松。另外，有些年轻患者对生活质量要求高，建议首选心脏移植；如果对生存期要求更长，可选择人工心脏，因为部分患者有可能心脏功能恢复后撤除人工心脏，如果植入人工心脏后心衰再次进展，还可以进行心脏移植治疗。

 误区解读

心脏移植后，性格会发生改变

这种观点没有科学依据，研究发现，患者在心脏移植手术后，其性格与术前相比并没有明显变化。心脏移植手术仅仅是通过移植的方法用健康的心脏替换了一个病变的心脏。手术过程中的全身麻醉、低温、体外循环以及手术应激等因素，并不会对患者的性格产生影响。绝大多数患者的身体状况明显改善，获得了相对好的生活

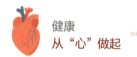

质量，术前可能存在的焦虑和抑郁情绪得以缓解，也会更加注重身体健康，会有意识地改掉移植前的一些不良生活习惯，如吸烟、酗酒、熬夜等。因此，人们可能会觉得患者手术后仿佛变了一个人，但这并非性格的改变，而是生活方式和态度的积极转变。

答案：1. B；2. D；3. ×

健康知识小擂台

单选题：

1. 心衰的最常见病因是（　　）

 A. 高血压   B. 冠心病

 C. 糖尿病   D. 甲状腺功能亢进

2. 关于心衰的治疗，以下说法错误的是（　　）

 A. 建议采取生活方式管理

 B. 有高血压的患者，需要控制血压

 C. 规范的药物治疗

 D. 没有症状，就是心衰治好了

判断题：

3. 心衰症状消失后可以随意吃喝。（　　）

心衰是心脏病的
严重阶段自测题

（答案见上页）

血管相关疾病：
识别和治疗

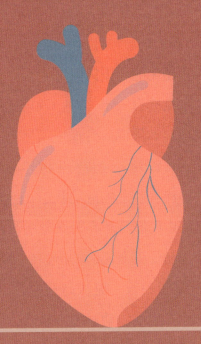

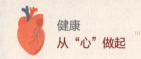
本章详细介绍了与颈动脉狭窄、下肢动脉疾病、主动脉夹层、主动脉瘤和下肢静脉曲张有关的知识，强调了定期检查的重要性，药物治疗和手术治疗的必要性。同时，指出了运动在治疗血管相关疾病中的关键作用以及戒烟的重要性。

颈动脉狭窄，要手术吗

张先生，65 岁，是一名退休教师，有高血压和高脂血症病史。近年来，他时常感到头晕、记忆力下降，并且偶尔会出现短暂的视力模糊现象。检查发现张先生的颈动脉存在明显的狭窄，狭窄程度已达到了 80%。医生建议张先生不但要加强药物治疗，需要进行颈动脉内膜剥脱术或颈动脉支架置入术。

 小课堂

1. 颈动脉是动脉粥样硬化的"重灾区"

这与颈动脉的解剖结构有一定关系。颈动脉由颈总动脉、颈外动脉和颈内动脉等组成。如果说血管像一条河流，那么当一条大血管分成两根时，就如同河流分叉，会发生流体动力学的变化，其中的血液会形成湍流、涡流等紊乱的流动状态，就如大河分叉部位容易泥沙沉积一样，血液中的胆固醇在分叉处更易沉积下来；同时，分叉部位比一般血管更易受到血流的冲击，也更易发生损伤，也更容易形成局部斑块。时间一长，斑块越积越多，血管也越来越细小，颈动脉狭窄就这样发生了。动脉超声检查无创、简便，能够清晰地显示颈动脉的结构和血流情况。通过颈动脉超声检查，医生可以及时发现颈动脉的狭窄或斑块形成，从而采取相应的治疗措施。

2. 颈动脉狭窄有何危害

比较小的斑块（如颈动脉狭窄 < 50% 时）对血流的影响较小，整体也相对"安分"，此时斑块破裂、形成血栓、威胁生命的概率较小。少部分软斑块不太稳定，可能形成比较小的血栓，如堵在脑部小血管即发生"小中风"或短暂性脑缺血。

当斑块渐渐长大（如颈动脉狭窄程度在 50%~70%），斑块对血流的影响也变得明显起来，可能会在斑块局部生成一些易脱落的血栓性物质，而且体积也大一些，流经脑部血管引起更为严重的脑梗死，可发生语言、肢体功能的丧失等一系列严重问题。当颈动脉狭窄大于 70% 时，血流动力学会受到明显影响，此时即使患者没有任何自觉症状，发生脑卒中的可能性也会明显增大。颈动脉狭窄程度超过 70% 的患者，即使接受正规药物治疗，发生脑梗死的风险也明显升高。

3. 颈动脉狭窄的药物和手术治疗

如果狭窄程度较轻，通常可以通过药物治疗和生活方式的调整来控制病情。药物治疗应贯穿于颈动脉狭窄的整个过程。只要体检发现存在颈动脉狭窄，哪怕狭窄程度小于 50%，即使血脂不高，也应开始接受药物治疗。治疗颈动脉狭窄的药物主要是降血脂的药物，以降低斑块进展的速度，包括他汀类药物、胆固醇吸收抑制剂和 PCSK9 抑制剂。也应严格控制高血压、糖尿病和其他代谢性疾病，以降低脑卒中风险。

颈动脉严重狭窄的患者需要使用抗血小板药物，如阿司匹林、

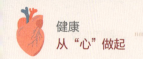
氯吡格雷等。药物治疗可以延缓颈动脉狭窄的发展进程，但并不能缩小和逆转已形成的斑块。如果狭窄程度较重，超过 70%，尤其是患者出现了明显的症状，如频繁发作的头晕、头痛、视力模糊等，那么手术治疗可能是必要的：即通过颈动脉内膜剥脱术或颈动脉支架置入术等方式来治疗颈动脉狭窄，预防脑梗死。

知识扩展

颈动脉严重狭窄，应该做支架还是外科手术

无论是支架置入还是外科手术，都是治疗颈动脉狭窄的有效手段。选择哪种治疗方式，主要取决于患者的具体情况和医生的专业建议。支架置入手术通常适用于不能耐受全身麻醉的患者，创伤较小，恢复时间较短，需要长期服用药物来保持支架的通畅。

外科手术通常指的是颈动脉内膜剥脱术，这种手术可以在直视下清除颈动脉内的斑块，以恢复血管的通畅。虽然外科手术需要颈部切口，但创伤并不大，大部分患者可以承受，其长期效果通常更好，相对于支架置入，颈动脉内膜剥脱术需要长期服用的药物也较少。

病在腿上，险在心上

李先生，68 岁，他发现自己走路时双腿会出现疼痛，特别是左腿，疼痛在行走一段距离后加剧，需要休息片刻才能继

续行走。此外，他还时常感到双腿发凉和麻木。到医院检查发现李先生有下肢动脉狭窄。在经过一段时间的药物治疗和生活方式的改善后，李先生的症状有所缓解。

 小课堂

下肢动脉疾病有何表现

下肢动脉疾病患者可能在行走时出现腿部疼痛，特别是在小腿或大腿区域，此外，患者还可能感到下肢发凉和麻木。这些症状在休息时可能会缓解，但在行走或活动时又会加重，反复发生，即"间歇性跛行"。长期的血液供应不足还可能导致下肢肌肉无力、萎缩，甚至皮肤颜色的改变或溃疡的形成。如果病情未能及时控制，可能有截肢的风险。

 知识扩展

为何说病在腿上，险在心上

动脉粥样硬化是一种全身性疾病，下肢动脉疾病患者也可能存在心脏和脑血管的动脉粥样硬化。有明确证据证实，下肢动脉疾病患者心血管事件的风险增加，如发生心肌梗死和脑梗死。多项指南建议，包含下肢动脉狭窄在内的周围动脉疾病应作为冠心病的等危症，血脂异常和血压控制的治疗目标等同于冠心病患者。识别下肢动脉疾病并给予强化治疗，能够显著改善预后。

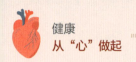
 误区解读

1. 发现下肢动脉疾病，都要手术治疗

并非一定要进行手术治疗，治疗方案需要根据患者的具体病情、症状的严重程度，在医生专业指导下进行个性化制订。对于严重的下肢动脉疾病，如狭窄程度较高、症状明显或伴有其他并发症，手术可能是必要的选择。手术方式包括腔内血管成形术、血管搭桥手术等。对于轻中度下肢动脉疾病，可能仅需通过药物治疗、改变生活方式和控制风险因素等方法来控制病情进展，如控制"三高"，戒烟、限酒等。戒烟是外周动脉疾病患者危险因素控制的基石。

2. 有间歇性跛行，要避免活动

这个认识错误，对于运动时有症状的下肢动脉疾病患者，应在医生指导下运动。首选步行，也可选择其他活动，如抗阻运动、骑自行车，或不同运动组合等。运动锻炼需长期坚持，运动频率和训练时长应根据患者病情确定，一般频率宜高，每日进行锻炼，时长和强度要达到引起下肢疼痛的程度，这样才能明显提高日常步行速度和下肢动能。

主动脉夹层，很凶险

老张 71 岁，有高血压但拒绝吃药。一天晚上，在完成 50 个俯卧撑后，他胸部突发剧痛，全身大汗，持续不缓解。到医院行血管 CT 检查，结果显示主动脉夹层。医生通知老张立刻办理住院并准备急诊手术，究其原因，是老张长期高血压没有控制，在肌肉剧烈收缩时屏气，导致了血压大幅升高，撕裂了血管。

 小课堂 ••••••••••••••••••••••

1. 主动脉为何会发生夹层

主动脉是人体最粗大的主干血管，起始于心脏，承受心脏泵血产生的强大压力。我们可以把主动脉看成一截弹性水管，这根水管有三层结构，分别为里层、中间层、外层。在完好的水管里，这三层贴合得很好，但由于各种因素如水管老化、水流冲击力过大等，水管的里层和中层受损变薄弱，在此基础上，高速、高压的水流将薄弱的里层和中层撕开了一个裂口，水涌入裂口中，并不断向下冲击，裂口扩大为腔隙，沿着水管壁流向远、近端，尤其是远端，不断膨大扩张。里层和中层的壁是很薄的，水管随时可能爆裂。一旦发生爆裂，血液流入心包、胸腔或腹腔，会有致命的危险。

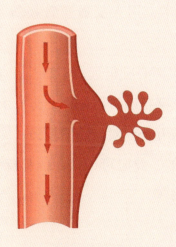

主动脉夹层破裂

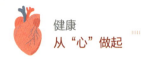

2. 主动脉夹层有何表现

主动脉夹层患者最主要的症状就是"痛"，常被描述为前胸、后背或腹部"撕心裂肺"般的疼痛。伴随症状可能包括恶心、呕吐，大汗淋漓、呼吸急促和晕厥等。由于主动脉是主要的血液输送管道，夹层可能影响其分支血管，造成器官缺血坏死，表现为脑梗死、肾功能不全等症状。若夹层累及冠状动脉或破入心包，则会出现心肌梗死、心脏压塞，甚至猝死。因此，主动脉夹层是一种危及全身重要器官的严重疾病，临床表现因人而异，非常凶险。

3. 主动脉夹层的手术治疗

主动脉夹层的手术治疗分为开胸手术和支架手术，选择依据是分型。心脏射血主要是把血打到主动脉，然后由主动脉再将血分配到全身各级中小动脉，像大树的枝干一样，越靠近根部的分出的树杈就越大，也就越重要。分型主要是根据主动脉破口的位置区分的，位置越靠近心脏越危险。离心脏最近的是升主动脉，它分出了几支血管供应大脑和上肢的血液，其夹层被定义为 Stanford A 型夹层，只能行开胸手术，用人工血管替换等手术方式，相对比较复杂。

如果是破口位置离心脏很远，不涉及升主动脉，就是 Stanford B 型夹层，可以用支架把破口压住。杂交技术则是开胸手术和支架手术二者结合，优势互补。对于病情较轻、夹层范围局限的患者，手术可能不是必需的，此时可以采用内科保守治疗，包括卧床休息、控制血压和心率等。

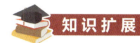 **知 识 扩 展**

1. 如何预防主动脉夹层

预防主动脉夹层，控制血压最重要。对于有高血压的患者，若血压控制不佳（大于 180/110mmHg），应在血压控制后运动。力量锻炼有明显的升压效应，这类患者应避免高强度负重运动，如铁饼、标枪、铅球和举重等，或避免憋气时使劲儿。另外，主动脉粥样硬化也容易导致主动脉夹层，有吸烟、血脂异常和糖尿病等疾病的患者，都应注意控制危险因素。

2. "天才病"患者容易发生主动脉夹层

马方综合征患者双手过膝，手指细长且柔韧性特别好，很适合竞技类运动和音乐，故这类疾病也被称为"天才病"。除了骨骼系统的症状，该疾病患者动脉壁发育异常，常伴有心脏大血管的病变，如主动脉夹层、动脉瘤。

3. 孕妇易发生主动脉夹层

孕妇是主动脉夹层的高风险人群。妊娠期间的生理变化导致心血管系统负荷增加，血容量和心输出量上升，血流加速，对主动脉壁产生更大的压力。同时，孕期激素的变化也可能会影响血管壁的结构和弹性，使血管易于受损。孕妇出现剧烈胸痛或背痛，提示主动脉夹层，需要加以注意。

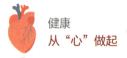

 误区解读

做完手术，主动脉夹层就治好了

这种观点是错误的。手术确实是治疗主动脉夹层的一个重要手段，但手术的成功仅是治疗过程中的一环，术后的恢复和护理同样至关重要。并且多数患者术后还会有残余夹层，因此术后需要继续接受医生的指导和监测，严格控制血压、心率等生命体征，并遵循医生的建议进行康复训练和调整生活方式。同时，患者还需要注意避免剧烈运动和情绪波动等可能增加主动脉夹层风险的行为。

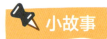 **一场跨越半个世纪的自救**

迈克尔·德贝齐医生，是美国历史上最具影响力的心脏外科医生之一。他在 97 岁高龄的时候，突然胸口剧痛，他高度怀疑自己是主动脉夹层。在这个世界上，没有人比他更适合做出这样的诊断，因为是他在上世纪 50 年代确定了主动脉夹层的分型，而且设计了一种主动脉夹层的手术方式。他的学生乔治·努恩认为必须得手术，但麻醉师因年龄原因拒绝麻醉。不得已，当地伦理管理委员在深夜召开紧急会议，最终批准了手术，手术长达 7 个小时。德贝齐医生用自己的亲身经历，证明了自己创立的手术方式的效果，他也是最高龄的主动脉夹层手术成功患者。康复后他依然坚持行医，直到他 2008 年去世，那时他已经快 100 岁了。

主动脉瘤，是肿瘤吗

　　王爷爷，81 岁，既往患有高血压和慢性阻塞性肺疾病等。一天深夜，王爷爷在起床时突然感觉腰部和腹部剧烈疼痛，症状持续不缓解，有更严重的趋势，被紧急送往医院，发现他腹部有一个巨大的动脉瘤且已破裂，情况非常危急。随后血管外科专家团队为王爷爷进行了微创手术，挽救了他的生命。

 小课堂

1. 哪些人容易发生主动脉瘤

　　主动脉瘤是心血管疾病中的一种，其定义主要是指主动脉的某一段发生永久性的局限性扩张，其直径通常超过正常血管直径的 50%。简单来说，主动脉瘤是指主动脉的某一部分异常扩张，形成了一个类似"瘤"的结构。这种异常扩张可能是由多种因素引起，动脉粥样硬化是形成腹主动脉瘤最常见的原因。有高血压、高血脂、吸烟、冠心病、脑血管病的人易发，还有一部分腹主动脉瘤是由创伤、感染等原因引起的。

2. 主动脉瘤有哪些症状

　　多数患者一般没有明显表现，或仅仅感到轻度不适。一般情况下，体形消瘦的患者可以在自己的腹部触摸到有搏动感的包块；少数患者有比较明显的腹部疼痛，这种疼痛可能会表现为腰背部疼

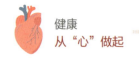

痛，而比较剧烈的腹痛需要引起足够的重视，提示有动脉瘤破裂的趋势，或已经发生了破裂；如果动脉粥样硬化的斑块碎屑或血栓脱落，有可能会引起下肢动脉栓塞，发生下肢缺血（下肢感到发凉、麻木、疼痛等）；如果动脉瘤压迫肠道会有可能发生不完全肠梗阻（腹胀、腹痛和呕吐等）；如果动脉瘤破入肠道，会出现消化道大出血（吐血、黑便等）；而如果破入腹膜后或腹腔，有可能出现失血性休克。大多数患者可以通过体检发现腹主动脉瘤，如腹部超声检查，也可以通过腹主动脉造影、数字减影血管造影（DSA）、CT等帮助确诊。

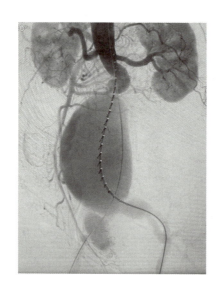

巨大的腹主动脉瘤

3. 发现主动脉瘤一定要手术吗

对于主动脉瘤，手术并非唯一的选择，是否采取手术治疗取决于多个因素，如主动脉瘤的大小、位置、生长速度，以及患者的整体健康状况和症状等。一般来说，对于较小的、无症状的主动脉瘤，医生可能会建议进行定期监测，看瘤体是否在增长或出现新症状。这通常包括定期的影像学检查，如 CT 或磁共振成像。对于较大的、伴有症状的主动脉瘤，或瘤体增长迅速的患者，通常需要手术，即通过修复或替换病变的主动脉段，以消除主动脉瘤破裂的风险。

 知 识 扩 展

先天性疾病与主动脉瘤

虽然并非所有先天性疾病都会导致主动脉瘤，但某些特定的遗传性疾病或先天性心血管异常确实会增加主动脉瘤的风险。例如，马方综合征、勒斯-迪茨综合征等遗传性疾病，由于结缔组织异常，可能会影响主动脉壁的结构和强度，从而增加患主动脉瘤的风险。此外，一些先天性心血管异常，如主动脉瓣狭窄或二叶主动脉瓣畸形等，也可能导致主动脉内压力异常升高，引发主动脉瘤的形成。

 误 区 解 读

1. 主动脉瘤是肿瘤

这个观点错误，主动脉瘤并不是我们通常所说的肿瘤，而是一种主动脉血管壁异常扩张的疾病。这种扩张通常是由于主动脉壁的结构发生改变，血管壁变薄且脆弱，从而使主动脉管径扩张，形成瘤状结构。主动脉瘤可能会随时间逐渐增大，并有破裂的风险，进

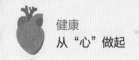
而引发大出血和严重的并发症。

2. 可以吃药治愈主动脉瘤

药物不能治愈主动脉瘤。尽管药物可以帮助控制血压和心率等风险因素，减轻主动脉瘤局部的压力，但无法消除主动脉瘤。主动脉瘤的治疗通常需要综合考虑多种因素来决定，包括瘤体的大小、位置、生长速度，以及患者的整体健康状况等。在瘤体较大等特定情况下，手术是必要的治疗手段。

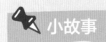 **小故事** 爱因斯坦和主动脉瘤

爱因斯坦死于主动脉瘤。他在一次就诊过程中被意外发现患有腹主动脉瘤，医生建议进行手术，但爱因斯坦拒绝了。1955 年 4 月，爱因斯坦出现了腹痛、发热和呕吐的症状，医生判断腹主动脉瘤快破裂了，尽管如此，爱因斯坦仍然没有接受手术治疗。最终，在同年 4 月 18 日凌晨，爱因斯坦因腹主动脉瘤破裂导致的出血而不幸去世，享年 76 岁。

"蚯蚓"腿，何时该手术

王阿姨是餐厅厨师，近期发现腿部静脉变得明显突出，扭曲成一条条蓝色的"蚯蚓"，双腿还时常感到沉重、疲劳，有时还会出现疼痛、肿胀的情况，这让她在夏天时倍感尴尬。找医生看过后，被确诊为下肢静脉曲张。医生建议她减少长时间

站立和久坐的时间，适当进行腿部运动；穿医用弹力袜，以减轻腿部静脉的压力。

 小课堂

1. 哪些人易患下肢静脉曲张

下肢静脉分为浅、深两组，浅静脉和深静脉有许多交通支相连，最终汇入深静脉。下肢静脉曲张是因下肢浅表静脉瓣膜功能异常，导致血液反流，使得受累的静脉膨出、扭曲，看起来腿上长出来一条条蓝色或紫色的蚯蚓状凸起。长时间站立者（如教师、厨师、售货员、医护人员）、久坐者、孕妇、肥胖者或长期从事负重工作者，易发生下肢静脉曲张。

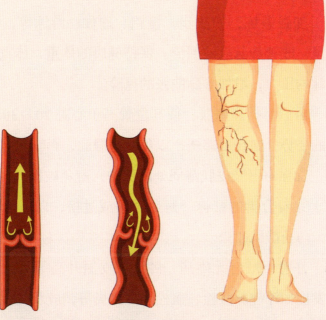

下肢浅表静脉瓣膜功能正常时　下肢静脉曲张导致血液反流　腿上像长出来一条条"蚯蚓"

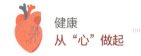
2. 下肢静脉曲张有何危害

下肢静脉曲张一旦出现，若不进行有效治疗，多数将进行性加重。也有部分患者长时间不进展，也没有症状。静脉曲张的病因并没有根除，当机体不能代偿时，病情就会突然加重并伴有酸胀、疼痛等症状，其特点是久站后症状加重，平躺休息或抬高下肢可减轻，部分患者患处可能出现湿疹、溃疡、静脉炎、血栓等。

3. 下肢静脉曲张，平时要注意什么

（1）避免久坐、久站，防止下肢长时间负重。一旦出现下肢静脉曲张，要避免长时间站立，以免加重病情并导致并发症。轻度下肢静脉曲张、临床症状不明显的患者，可以长期使用弹性绷带或医用弹力袜裹住小腿，防止病情继续发展。长期站立的人也可使用医用弹力袜，预防下肢静脉曲张。

（2）加强锻炼，如散步、慢跑、瑜伽、游泳等，以增强腿部肌肉力量，改善静脉血液回流。保持健康的体重，体重过重会增加下肢静脉的压力，增加静脉曲张的风险。

（3）卧床时抬高患肢，使其位置高于心脏 20 ~ 30cm，坐时保持良好的姿势，勿跷二郎腿，以免压迫静脉，影响静脉回流。

（4）加强对下肢皮肤薄弱处的保护，避免破损。

（5）穿着合脚的鞋袜，避免过紧或过松，以减少对血液循环的影响，防止静脉曲张。

（6）注意下肢有无疼痛、肿胀、皮温升高等症状，如有提示发生并发症如深静脉血栓、血栓性静脉炎等，应及时就医。

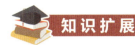
知识扩展

下肢静脉曲张的手术治疗

当静脉曲张引起疼痛、肿胀、沉重感等不适，经保守治疗效果欠佳，病情在短时间内仍迅速恶化，或静脉曲张导致了湿疹、溃疡等并发症时，可能需要手术治疗。

（1）外科手术：高位结扎剥脱术是一种经典的手术方式，主要适用于大隐静脉及交通支瓣膜功能不全的患者。简单来说，就是找到那根有问题的大隐静脉，先在上头打个结（高位结扎），再把整段静脉抽出来。术后早期需要绑绷带和穿弹力袜。

（2）微创手术：包括①腔内激光闭合术，利用激光的能量，在静脉内产生高温，破坏静脉内膜，用高温让血管闭合；②射频消融术，通过射频导管产生热量，破坏内膜，使静脉闭合；③硬化剂注射治疗，将硬化剂注射到曲张的静脉内，使静脉产生炎症反应，最终导致静脉闭合。

误区解读

1. 吃药或贴膏药可以替代手术治疗

药物治疗和外用膏药，能够部分缓解静脉曲张的症状，但并不能替代手术治疗。药物通常用于减轻疼痛和肿胀等不适感，促进血液循环，但并不能解决静脉曲张的根本原因，即静脉瓣膜功能不全和静脉壁薄弱。贴膏药亦是如此。相比之下，手术治疗如进行高位结扎剥脱术或微创手术等，能够直接针对静脉曲张的病因进行治

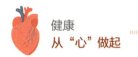

疗，修复或移除病变的静脉，从根本上解决问题。

2. 静脉剥脱手术可以完全治愈静脉曲张

　　单纯的静脉剥脱手术不能确保完全治愈静脉曲张。静脉剥脱手术作为治疗静脉曲张的一种手段，确实能在一定程度上处理病变的静脉，但是否将之称为"治愈"，还需要考虑到疾病是否得到了根本性的解决。因为静脉曲张的成因复杂，除了静脉瓣膜功能不全和静脉壁薄弱外，还可能与其他因素有关，如生活习惯、遗传等。手术仅针对已病变的静脉进行操作，其他静脉仍可能因瓣膜功能不全而曲张。在接受静脉抽剥手术后，患者仍需注意改变生活习惯。

答案：1.A；2.D；3.√

健康知识小擂台

单选题：

1. 下列哪项是颈动脉狭窄的最常见原因（　　）

    A. 动脉粥样硬化　　　　　B. 感染

    C. 肿瘤　　　　　　　　　D. 动脉瘤

2. 关于主动脉夹层的预防，以下说法错误的是（　　）

    A. 定期体检

    B. 肥胖的患者，应控制体重

    C. 有高血压和糖尿病的患者，需要控制血压和血糖

    D. 没有症状就没必要预防

判断题：

3. 主动脉瘤是由于动脉壁的病变或损伤，形成的局限性
膨出。（　　）

血管相关疾病：
识别和治疗自测题
（答案见上页）

心律失常：
解码心脏的
异常跳动

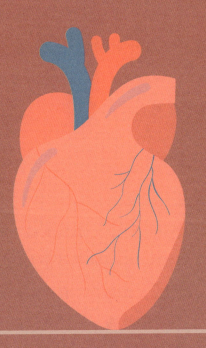

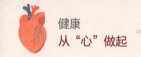
心律失常有很多种类，主要表现为心脏跳动的节律异常，包括早搏、传导阻滞、房颤、心动过速、心动过缓等。心律失常的危害可大可小，轻则毫无感觉，重则危及生命，具体危害取决于类型、频率和基础心脏健康状况。若出现心悸、晕厥等症状，建议尽快就医，尤其是合并心脏病或高危因素（如高血压、糖尿病）者。本章从早搏的成因与危害，到房颤的抗凝治疗与射频导管消融手术，再到心动过速的危险性评估，以及心率过缓时起搏器的应用展开介绍。还介绍了 ICD 在预防心源性猝死中的关键作用，并强调了心源性猝死的预防策略。

早搏，有危险吗

李先生是公司管理人员，45 岁，最近有点心慌，到医院发现频发室性早搏，24 小时动态心电图显示室性早搏次数有 5 300 多次，但超声心动图正常。网络上对此说法不一，李先生惴惴不安，室性早搏需要做手术吗？

 小课堂 ....

1. 早搏是什么

如果把心脏比喻成一座房子，心肌病变就是墙壁出了问题，冠状动脉病变是水管出了问题，瓣膜病变就是大门出了毛病，而电线出问题包括早搏、传导阻滞、房颤等。在心脏电路系统中，窦房结是最高"司令官"，相当于总开关，负责有节律地发放电信号，电流逐级通过心房、房室结和心室细胞，让心脏协调顺序收缩，规律跳动。但总有一些不听话的"捣乱分子"，擅自发布电冲动，提前让心脏跳动一下，打乱了心脏的正常跳动顺序，这就是早搏。这些"捣乱分子"可能在心房，也可能在心室，这就是房性早搏和室性早搏。

2. 早搏危害大吗

早搏总体来说危害不大。健康人和各种心脏病患者均可发生早搏。如果早搏与精神紧张、休息不足以及大量吸烟、饮酒、喝茶或咖啡等有关，也没有心脏病的证据，这样的早搏称为功能性早搏。还有些早搏发生在各种心脏病或其他病理情况下，如心肌缺血、缺氧、心功能不全、瓣膜病、发热、贫血、甲状腺功能亢进、高血压、低血钾或某些药物过量等，这时早搏只是疾病的一种表现，危险主要来自原发病，而非早搏本身。有些频发室性早搏也有可能引起心脏功能下降，是否是这种情况，需要医生判断。

知识扩展

有早搏，该怎么治

首先要对早搏有正确的认识，消除恐惧心理。早搏并不是一种独立的疾病，其对人体的危害性主要取决于产生早搏的原有疾病。对于生理性早搏，要消除病因及诱因，主要包括避免精神紧张及过度劳累，生活中避免烟、酒、茶、咖啡等过量；早搏频发、症状明显时，可考虑使用小量 β 受体拮抗剂。对病理性早搏，主要是治疗心脏原发病。还有些频发或难治性的室性早搏，如果患者有症状，

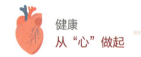
同时存在心脏扩大、心功能不全等情况，可以考虑进行射频导管消融手术。这也是目前唯一有望根除早搏的疗法，其成功率取决于早搏的病灶部位、发作频繁程度和医生的技术水平。

 误区解读

1. 室性早搏症状严重，就更危险

室性早搏严重程度和症状没有关系，与早搏次数也不一定相关。有些人室性早搏次数很多，没有症状；有的人偶发室性早搏，但症状明显，心慌得厉害。这是因为早搏发生时心脏收缩有力，后面有一个长间歇，患者感到有心脏停搏。绝大多数的频发室性早搏不会发展成心肌病，不能认为频发室性早搏，就肯定会发展为心肌病。对于室性早搏较多者，建议进行超声心动图检查，若没有心脏病，定期复查就行。

2. 有早搏，就要吃药

这个观点错误。抗心律失常药物对室性早搏是有效的，但抗心律失常药物本身也会导致心律失常。因此，用药前也须慎重考虑药物可能的危害，只有当药效明显大于危害时才能考虑进行治疗。室性早搏的治疗目的不是为消除所有的早搏，而在于减轻症状，改善血流动力学障碍；有基础心脏病的患者，治疗是处理原发病，而非消除早搏。只有少数人会因过多的早搏心脏变大，尤其是24小时室性早搏超过1万次者，此时应定期监测，一旦发现早搏影响了心脏功能或让心脏扩大，对室性早搏进行消融可改善左心功能。

3. 房性早搏，危害不大

如果是年轻人，之前也没有心血管危险因素，如肥胖、高血压、糖尿病、睡眠呼吸暂停综合征等情况，也没有冠心病、瓣膜病、心肌病等心血管疾病，发生的房性早搏可能是功能性的。如果存在上述危险因素和心脏疾病，24 小时的房性早搏次数超过 500 个，就应积极评估心血管的危险因素和心脏的结构及功能。因为有频发房性早搏的患者，可能存在心血管疾病危险因素控制不佳的情况，如果不管好这些危险因素，时间长了可能会发展为房颤。

得了房颤，最怕"栓"

老张今年 67 岁，尽管有房颤多年，但因无症状，就没去医院看病。某天早晨，老张起床时突然感到右侧肢体无力，言语也变得含糊不清，老伴见状慌忙拨打 120 将他送往医院。医生告诉他们，老张很可能是因房颤未规律服用抗凝药，造成了脑梗死。医院通过绿色通道紧急进行了取栓手术，老张术后恢复良好，仅仅右腿走路力量差一些。

 小课堂

1. 什么是房颤，有哪些表现

在心脏右心房上部，有个大约绿豆芽大小的组织，叫做窦房结，它会像萤火虫一样有规律地发出生物电信号，这些信号沿着心脏内部的"电路"先传递到心房，再到心室，让心脏规律地跳动。

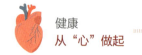
当心房组织由于各种原因出现老化或病变时，心房就可能产生紊乱的电流，让心房"乱颤"，心室也随之"乱跳"。房颤主要有两种类型，一种是发发停停的，一会儿发作、一会儿又好了，称为阵发性房颤。如果不治疗、任阵发性房颤发展，房颤持续发作，慢慢地就停不下来了，就变成了持续性房颤。

房颤发作时，患者可有心悸、喘不上气、胸闷、胸痛、乏力、头晕、眼前发黑、晕倒等症状。其中最常见的症状是心悸，感觉心脏怦怦乱跳。房颤患者在做体力活动、生气、激动的时候症状更明显，会影响日常生活。但也有 1/3 的房颤患者，一点儿症状也没有。

只要做个心电图，一眼就能看出是不是房颤。正常人心电图上的电波，像列队的士兵整整齐齐；而房颤时，列队的士兵变成了溃败的逃兵，混乱无序，间隔参差不齐。

2. 哪些人容易房颤

首先，房颤是个老年病，60 岁以后，每增长 10 岁，房颤发病率翻 1 倍，80 岁以上人群中，每 100 人中就有 8 人有房颤。

其次，饮酒诱发房颤的发生。不管是喝白酒、红酒、啤酒，任何酒都能引发房颤。每天多摄入酒精 10g，房颤发生风险就增加约8%。有房颤，要禁酒！

第三，房颤喜欢胖人，减肥也能预防房颤。

第四，打呼噜山响，房颤要上门。有些人打呼是有睡眠呼吸暂停综合征。睡眠时呼吸停止引起缺氧，也会引发房颤。

此外，高血压和糖尿病是房颤的"帮凶"。血压、血糖控制不好，容易发生房颤。

心脏病也可以导致房颤。心脏瓣膜就像是房间的门，房间的门坏了，房颤的可能性明显增加。房颤和心衰是难兄难弟，二者互相影响。心衰可以触发房颤，房颤可以加剧心衰，两者互为因果。有心肌病，也容易发生房颤。

3. 房颤，最害怕"栓"

房颤患者有两怕：一怕"栓"，二怕快！这里的"栓"是指脑梗死，快是指心率快，有心慌的症状。其实对于房颤患者来说，最应关注的并发症是脑梗死。与没有房颤者相比，有房颤的人脑栓塞的风险增加了4倍左右。为何会发生脑梗死？这就要从心脏的一个结构——心耳说起。所谓心耳，就是左右心房上挂着的"耳朵"。正常心跳的时候，心耳收缩，让血液流动起来，不容易形成血栓。但当房颤发生时，左心耳就像瘫痪了一样，不再有效收缩，里面的血液变得淤滞，流动性极差，类似于河边停滞的湖水，最终可能形成"血豆腐"那样的血块挂在左心耳内。一旦血块脱落，由于血管的解剖结构，它们最容易进入到大脑动脉中，出现脑梗死。大约90%的血块都是在左心耳中形成的。当然，血块也可以掉落到身体的任何部位的血管，严重时可以危及生命。

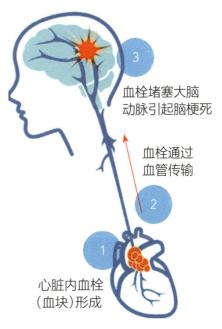

血栓堵塞大脑
动脉引起脑梗死

血栓通过
血管传输

心脏内血栓
（血块）形成

房颤与脑梗死

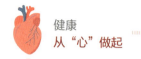

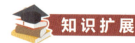 知识扩展

1. 得了房颤，谁该抗凝

哪些房颤患者容易发生脑梗死？通过房颤患者发生脑梗死风险评分可以算一下。

房颤患者发生脑梗死风险评分

因素	积分
慢性心衰（C）	1分
高血压（H）	1分
年龄 ≥ 75 岁（A）	2分
糖尿病（D）	1分
脑梗死 / 短暂性脑缺血发作 / 血栓栓塞病史（S）	2分
血管疾病（V）	1分
年龄 65 ~ 74 岁（A）	1分
最高积分	9分

以上因素是评估房颤患者脑梗死危险高低的主要依据。评分 ≥ 2 分的房颤患者应接受抗凝治疗。目前最常用的脑梗死预防方法是口服抗凝药，如利伐沙班、达比加群酯、华法林等。

2. 什么是左心耳封堵术

房颤时形成的血栓通常"住"在左心耳里。如果封堵左心耳，房颤形成的血栓就不会掉下来，能大大降低脑梗死风险。所以说，堵住"耳朵"防脑梗死。如果患者患脑梗死的风险很高，不能耐受或不愿长期服用抗凝药，以及出血风险很高时，需要进行左心耳封堵术。

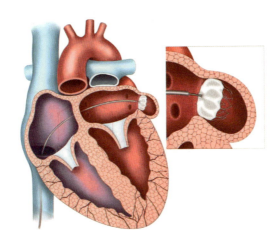

左心耳封堵术

 误区解读

1. 房颤患者吃阿司匹林就够了

不可以。以往阿司匹林曾被用于房颤的抗凝治疗，但近年来，大量研究证实，房颤患者服用阿司匹林不仅不能预防脑梗死，反而还会引发一些出血并发症。阿司匹林是抗血小板药物，主要用于治疗冠心病，即预防动脉内的血栓形成。相比之下，房颤抗凝需要使用利伐沙班、达比加群酯、艾多沙班、华法林等药物，这些药物可预防心房内血栓的形成，进而预防脑梗死和其他相关的血栓。具体的抗凝药物和剂量应根据患者的个体情况、出血风险以及其他并发症的风险进行综合评估和决策。

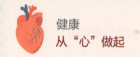

2. 房颤无症状，就没有危害

这个观点是错误的。很多没有房颤症状的患者误认为自己没事儿，未进行正规的抗凝治疗，以脑梗死为首发表现，导致脑部血管或其他部位的栓塞，就像案例中的老张。因此，在一定程度上无症状房颤潜在的风险更大。

有房颤，谁该"消融"

王大妈今年74岁，有高血压和糖尿病，近3~4年来经常感到"心跳不齐"和疲倦，经心电图检查确诊为房颤，尽管曾服用美托洛尔、普罗帕酮，但效果不佳，改用胺碘酮，据医生表示这已是较为强效的药物了，并正在服用利伐沙班抗凝。最近半年做了多次心电图都显示房颤。超声心动图发现左心房扩大。医生建议王大妈行房颤射频导管消融治疗。

 小课堂

1. 射频导管消融，为什么能治房颤

房颤属于心脏电路系统疾病。研究发现，在大多数情况下，触发房颤的地方位于肺静脉及附近周边，肺静脉是连接肺部和左心房的血管，通常有四条肺静脉连接到左心房。心房的肌肉像袖子一样，从左心房向肺静脉延伸一段距离（最长约5cm）。对于有房颤的人来说，这个地方发出了快速电活动且不受控制，让心脏乱跳，房颤射频导管消融就是在透视、超声和三维定位与电标测系统的导

航指引下，找到发生房颤的地方，通过导管头端的释放能量或通过冷冻消融，隔绝乱放的电流，就像孙悟空用金箍棒画出一个圈圈，从而达到消除房颤的目的。它的创伤比较小，安全性也比较有保障。

射频导管消融是现代医学的一个重大突破，彻底改变了房颤的治疗模式。迄今为止，人类还没有发明出一种可以治愈房颤的药物，所有的药物仅能起到姑息性控制病情的作用。有些药物，如胺碘酮，虽然效果较好，但副作用较严重。

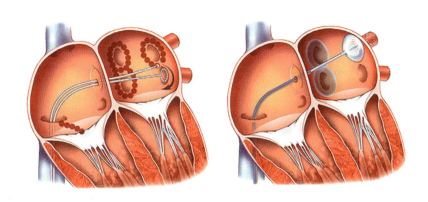

房颤射频导管消融术隔绝乱放的电流

2. 房颤消融，谁适用

国际权威指南普遍认为，大多数阵发性房颤患者可通过射频导管消融安全地获得根治或阶段性治愈，射频导管消融应该作为一线疗法，尤其适用于相对年轻以及对生活质量要求较高的患者。另一类患者是持续性房颤合并心衰的患者，射频导管消融同样可以作为一线疗法，但这类患者可能需要接受多次治疗。

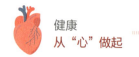

不适合进行射频导管消融的房颤患者主要包括因一过性原因（比如心脏外科手术、严重感染等）引发的房颤患者，以及病程过长、左心房太大（前后径超过 60mm）或合并其他严重病变的患者。另外，对于肥厚型心肌病、扩张型心肌病和其他类型心肌病合并房颤的患者，心房压力增加，局部心房肌"老化"（纤维化）明显，射频导管消融的效果也欠佳。还有一些合并二尖瓣、主动脉瓣病变的患者，也不建议做射频导管消融治疗。

 知识扩展

1. 射频导管消融的效果如何

射频导管消融的效果主要取决于三个方面：①患者的病情严重程度；②所使用的工具，包括标测系统、导管及消融能量；③术者的技术水平。总体而言，对于早期、不合并其他致病因素的单纯阵发性房颤，射频导管消融的成功率较高，最高可达 80% ~ 90%。随着病程延长、左心房扩大，以及各种不利因素的增加，消融的成功率逐步降低，可能需要再次进行消融手术来提高成功率。

2. 射频导管消融有哪些手段

射频导管消融有三种。射频消融是最常用、临床经验最为丰富的射频导管消融技术，可通过热能破坏心肌组织来隔离或消除引起房颤的区域。冷冻消融通过在心房内部应用低温来破坏病灶区域的心肌，从而实现隔离或消除房颤发生的源头，其效果与射频消融相似，各有利弊。脉冲场消融是近年出现的新技术，主要利用高能电磁场的脉冲来破坏心房细胞，几乎不产生热量，目前的临床应用结果显示出较高的安全性，效果也不亚于射频消融。不同的消融技术在实际应用中有各自的优势和适应证。

 误区解读

射频导管消融能根除房颤

这个观点错误，没有任何一种疗法能够保证百分之百的成功。射频导管消融能够显著减少房颤发作的频率和持续时间，改善患者的生活质量，但目前尚无法保证完全根治房颤。对于病灶多而广、心肌伴有纤维化的房颤，其成功率还不能完全令人满意，有可能需要多次射频导管消融治疗。影响射频导管消融成功率的主要因素包括以下几个方面。

（1）房颤类型：阵发性房颤通常比持续性房颤更容易通过射频导管消融治疗根除。持续性房颤由于心房内电信号源的复杂性和持续时间较长，可能需要多次消融治疗或联合其他治疗手段。

（2）心脏结构和病理情况：如心房扩大、心脏瓣膜病变等，这些因素可能影响射频导管消融的成功率。

（3）个体差异：每位患者对射频导管消融的反应和耐受性不同，治疗效果可能因人而异。

（4）并发症风险：射频导管消融手术虽然成熟，但也伴随一定的并发症风险，如心脏穿孔、血栓形成或心律失常等，这些风险可能影响治疗的效果和安全性。

（5）长期监测和复发风险：即使消融成功，患者也需要长期的心律监测来检测房颤的复发风险。房颤的复发率因人而异，有时

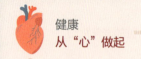
可能需要进一步的治疗或药物管理。

心动过速，危险吗

　　小李35岁，一天在公司加班时突然感到心跳加速、胸闷，手表显示心率达到了每分钟200次。同事立刻将他送往附近的医院。医生做了心电图，证实是室上性心动过速（简称室上速）。医生指导他憋气和用手指刺激咽部以缓解症状，但依然心跳很快。医生又给他静脉输液，大约十分钟后，小李感到心跳突然变回正常。医生说，要想以后不犯病，要做射频消融。

 小课堂

1. 什么是心动过速

　　心率是指每分钟心脏跳动的次数，正常情况下，成年人在安静状态下的心率应在每分钟60～100次。当心率超过每分钟100次时，就被称为心动过速。心动过速的常见原因包括生理性因素和病理性因素。正常人在生活和工作时，很多情况下心率会超过100次/分，如运动、情绪激动、吵架、压力大、喝咖啡、茶或饮酒，都属于生理性因素。

　　在某些情况下，如发热、疼痛、贫血、甲状腺功能异常时，也可出现心率快，但和心脏没关系，一般需要先处理其他疾病。自述心慌、心率快来就诊的人，需要做心电图或24小时心电图判断，有的还需要更长时间的监测才能发现问题。心动过速可根据其发生的部位和机制进一步分为窦性心动过速、阵发性室上速、房性心动过速、房颤、心房扑动以及室速等。是否为心脏病导致的，应根据具体原因和类型进行个体化的分析和处理。

2. "捅嗓子"能终止的心动过速

有种心动过速比较特殊，前面的小李就是这种类型的。他的表现为心率加快，就是突然发作与突然中止，就像电灯开关的开与闭一样迅速。而且可以用一些方法来变成正常，包括刺激咽部让自己恶心、呕吐，或深吸气后憋住。有医务人员在场的情况下，还可按摩颈动脉窦和按压眼球。这种心率快叫阵发性室上速。

大家都知道，我们的心脏有四个"房间"，要想从一个"房间"去另一个"房间""串串门"需要通过一根"电线"，医学上称为电信号。而室上速患者的心房心室间存在两根"电线"，正是因为多了这么一根电线，使心房心室间形成了"回路"，原本由一根"电线"发出的电信号从多出来的"电线"转了回来。而每转一次，心脏就要跳动一次。因此，室上速患者的心跳速度特别快，每分钟能达到 200 次左右。有些人通过"捅嗓子"让自己恶心，激活了迷走神经，让其中一根电线传导速度减慢，环路被打断，心动过速终止。目前根治室上速的方法是进行射频消融手术，把这根多余的"电线""烧"断。之后就可像正常人一样生活，并不影响正常的生活。

3. 有的心率快，或可危及生命

室速是由心室电活动异常引起，常见于有严重心脏病的患者，如心肌梗死、心肌病、心肌炎等，也可见于药物中毒和低血钾，仅

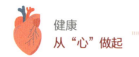
有少部分人没有明显的心脏病，属于比较危急的情况，因为室速随时有可能转变为室颤，而一旦出现室颤，心脏跳动就完全没有规律，不能射血供应各脏器。有些人还存在血压降低、大汗、四肢冰冷等表现。

不过，有的人动态心电图提示"短阵室速"，这可能是连续3个或3个以上的室性早搏，这类叫非持续性室速，一般自然发作后30秒内可自行终止，部分患者发作时可能会出现心慌、胸闷等症状。这种情况需要进行针对性检查，如果没有心脏结构和功能异常，也无须特别紧张。

知识扩展

如何评估心动过速病情

了解心动过速的发作情况至关重要，包括诱因、发作频度、持续时间、是否突发突止、伴随症状（如胸痛、气短、头晕、晕厥、心悸）。既往是否有心脏病史，以及家族中是否有心脏病史或猝死史，对病情的判断也很重要。如果心动过速发作时出现低血压或晕厥，说明病情较为严重，可能有生命危险，需及时诊治。心电图是心动过速最重要的诊断手段。应该尽可能地在心动过速发作时做12导联心电图，这对于判断心动过速的类型和严重程度往往起到决定性的作用。对于发作不规律或持续时间短的患者，可以进行24小时或更长时间的心电监测。

误区解读

心动过速会有生命危险

不一定。心动过速的危险性因具体情况而异。对于大多数健康人来说，运动或紧张时的窦性心动过速或阵发性室上速通常是无害的。然而，对于患有心脏病或其他基础疾病的人群，心动过速可能具有严重风险，需及时进行评估和治疗。相对而言，室速的危险性明显高于其他类型的心动过速，了解具体类型和原因是判断心动过速危险性的关键，建议在出现持续或严重的心动过速时及时就医。一方面是为了捕捉到发作时的心电图，这对心动过速的诊断和严重程度的判断至关重要，否则一旦错过发作期，进行各种检查的意义往往大打折扣；另一方面，如果发生危及生命的情况，也可以得到及时的治疗。对于普通人来说，判断心动过速是否危险有一个相对简单的标准：如果心动过速发作时，患者晕厥、丧失意识，说明情况较为危急，需要紧急处理并进行进一步检查。

心率慢，就该装起搏器

张先生今年65岁，一次体检中心电图显示心率慢，医生建议他尽快到医院详细检查。但张先生没理会。三个月前，他在散步时突然晕倒，意识短暂丧失，但很快清醒了。最近三天他每天都晕厥一次，最后一次脑袋摔出个"大紫包"。家人很着急，马上将张先生送往医院急诊。心电图表现为三度房室传

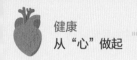

导阻滞，心率才 34～40 次／分，医生建议张先生植入心脏起搏器。

小课堂

1. 心率慢，都有问题吗

人的心脏是个泵，不知疲倦，只要生命不息，就跳动不止。心脏上有一种细胞，位于窦房结内，有自律性，自己产生电信号，电信号沿着心脏里的"电线"，顺序传导给普通的心肌细胞，心肌细胞受到刺激后收缩，之后又舒张。一次收缩，一次舒张，组合起来，构成了心脏的一次次跳动。

在安静状态下，心率低于 60 次／分被称为心动过缓。多数心动过缓不需要处理，一般来说，心率在每分钟 50 次以上，供血都是够用的。长期进行训练的运动员，因心脏功能强大，心脏每搏输出量较大，心率常较低。此外，睡眠时人也不需要那么多次的心跳，多数人的心率会降到每分钟 60 次以下。

2. 哪些心跳慢是病理性的

病理性心动过缓大体上分两类。一类是人体的心脏"起搏器"——窦房结出故障了，不能正常地发出电冲动，就会出现心动过缓、停搏、漏搏等症状。一般来说，心脏停搏超过 5 秒，患者会出现一过性头晕和眼前发黑，若心脏停搏超过 7 秒，患者可能会晕倒、意识丧失。时间再长，生命就会有危险。

另一类是心脏电冲动在传导的过程中，"电线"出现了故障，引起了传导减慢或阻滞。有些传导阻滞是可逆的，比如由炎症、缺血、电解质紊乱、药物引起的；还有一些是不可逆的，如心肌坏死、衰老等。对于可逆的传导阻滞，要积极地干预，解决原发病的问题；但对于不可逆的传导阻滞，只能用"人工电线"来代替原来的传导束了，那就是安装人工心脏起搏器。

3. 传导阻滞怎么分严重程度

传导阻滞分为三度。一度传导阻滞是传导稍微有点延迟，但是没有阻断，心脏还搏动得起来，就像是交通有点拥堵，车速就比较慢，但车可以一直往前开。二度传导阻滞的传导阻滞程度介于一度传导阻滞和三度传导阻滞之间，有时传得下去，有时传不下去；有时是传导线路真的坏了，有时可能是控制心脏的神经出了问题。如果患者被诊断为二度传导阻滞，要在医师的指导下定期随访，有些人也可能需要植入人工心脏起搏器。三度传导阻滞就是传导完全阻断了，一点都传不下去了，心脏没有办法完成一次搏动，这是非常危险的。有些人会突然晕厥，甚至猝死。老张就是这种类型。

三度传导阻滞电流完全传不下来。但人体有代偿机制，有心脏其他部分自律细胞构成备用系统，但备用系统比窦房结的电冲动频率慢。当窦房结的电冲动下不来的时候，备用系统暂时"接管"心脏的搏动，但"备用"系统可以暂时使用，并不稳定。如果患者诊断为三度传导阻滞，就应该尽早安装永久性人工心脏起搏器。

4. 谁该装起搏器

心脏起搏器是一种"埋"到体内的设备，心脏起搏器要干两件事儿：一是监测心率，二是万一心脏超过一定时间没搏动，它就发出电脉冲，让心脏恢复有节律的搏动。当心脏的泵血已经不能支持身体和脏器的运作时，有大脑缺血、缺氧，导致黑矇、晕厥的症状时，或在心动过缓时出现头晕、乏力、胸闷、憋气、心前区不适甚

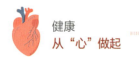

至胸痛等症状，需要植入起搏器预防猝死或改善症状。有些人症状不是十分明显，但检查发现有二度二型或三度房室阻滞等客观依据，这类患者可能会突发恶性心律失常导致心源性猝死。有些人心率在 45~50 次/分但是没有任何症状，可以选择继续观察，定期复查动态心电图以监测是否有严重心动过缓，不必急于植入起搏器。

 知识扩展

1. 起搏器怎么"体检"

装上起搏器，还需要定期检查和保养，专业的术语叫"程控"，就像是"体检"。医生首先利用程控仪连接上起搏器，然后检查起搏器的工作状态，查看其电量情况、设置的参数是否合适等，并根据情况调整参数，并确保运行正常。在植入起搏器的前两年和电池将要耗竭的最后一年要增加程控频率，请医生及时调整起搏器的参数，确保其最佳工作状态。

2. 起搏器的种类与适用人群

心脏起搏器的种类繁多，主要根据其功能和治疗目的来分类，根据不同的患者群体，可分单腔、双腔和三腔三种类型。单腔起搏器是通过一根导线植入心室，用于右心室起搏，通常适用于房颤且伴有心动过缓的患者。双腔起搏器有两根导线，一根植入右心房，一根植入右心室，能够模拟心脏正常的收缩顺序，适用于房室传导阻滞或病态窦房结综合征的患者。三腔起搏器主要用于心室收缩不同步的心衰

传统起搏器的
类型和作用

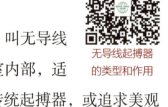

患者，除了有双腔起搏器的功能外，还增加了对左心室的起搏。

还有一种比较新的起搏器，没有导线，叫无导线起搏器，体积小，通过静脉直接植入到心室内部，适用于植入传统起搏器反复感染、无法植入传统起搏器，或追求美观及减少手术创伤的患者。

无导线起搏器的类型和作用

每种起搏器都有其对应的适应证，医生会根据患者的具体病情、心脏结构、年龄、体重，以及个人偏好等因素，来推荐最合适的起搏器类型。

误区解读

1. 装了起搏器，心脏被控制了

这个理解是错误的。起搏器会在心脏停搏的时候，立即发现心脏不跳了，开始发送电信号，刺激心脏搏动，如果心脏自己还能跳动，心脏起搏器就不工作。一般我们把起搏器发放电信号的频率设在一定的数值，心率大于这个数值，就是自己的心率，此时心脏起搏器不工作，所以心脏还是自己做主；小于这个数值，那就只能由心脏起搏器代劳了。

2. 装了心脏起搏器，什么活儿也不能干了

这种观点不正确。现代起搏器设计先进，不仅不会显著影响生活和工作，反而能显著改善症状，提高生活质量。大多数人两周后就可以正常活动和工作，一般的家务、办公和休闲活动都没问题，但应避免上肢大幅运动，防止电极移位和感染。生活中的电子设

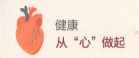
备，如手机、微波炉等，对起搏器的影响极小。如果需要磁共振成像检查，应提前告知医生起搏器的具体型号、调整参数，完成检查后再恢复起搏器的工作模式。

3. 起搏器越贵越好

最适合病情的起搏器，才是最好的选择。医生会根据患者的具体情况推荐适合的起搏器，选择时不基于价格，还要考虑具体病情和生活方式。不同类型的起搏器都有其适用情况。价格较高，可能功能更多，但未必用得上。

ICD：防猝死神器

在早高峰的地铁上，老李突然意识丧失、倒地不起，群众和地铁工作人员发现他的异常，迅速取到 AED，现场进行电除颤和心肺复苏，很快老李恢复了自主心率，被及时送到了医院。根据在场人员和老李的描述，他当时很可能发生了室颤。

 小课堂 ●●●●●●●●●●●●●●●●

1. 室颤为何会致命

心跳正常时，心肌在电信号的指导下按顺序被激活，让心脏像一个熟练的舞者，协调优雅扭动着身体，把血泵出。心脏虽然仅仅有 250g，但一分钟就能射出 4L 血液，量相当于一大桶矿泉水。在室颤时，心脏的细胞各自混乱地收缩，心脏就像一个装满虫子的袋子，每个虫子乱钻，心脏相当于没有工作。但还有一个好消息，即使在室颤发作当时，心脏的各个部位仍在正常运作，比如窦房结还在继续产生规则电信号，心肌细胞也在做出恰当的回应。

但室颤不会自己停止。这种混乱，如果没有外界的干预，是持续的。只有通过除颤器的一道强大电流，才能使心脏恢复原本的状态。除颤器释放的强大电脉冲，将患者心脏所有的紊乱电活动一律消除，让整个心脏处于瞬间的静止状态，此时自律性最高的窦房结将首先发出电流冲动，重新掌控心脏。

你可以把室颤比作电脑死机，电除颤是重启电脑。但人又不同于电脑，必须在一定时间内重启，时间长了人脑就会因为缺血而形成不可逆的损伤。越早除颤，恢复正常的机会越大，延迟除颤可能导致救治困难，因为本来没有出现问题的心脏部位出现了坏死，身体其他部分得不到心脏的血供也发生了缺血坏死，即使除颤，这些脏器也就不能恢复功能了。如果没有条件进行除颤，应立即进行胸外按压，维持血压，等待救护。

2. ICD 是怎么工作的

室颤为何会发生，什么时候发生，难以预料，必须随时做好准备，万一发生意外时，周边没有人抢救，这要怎么办？对于可能发生室颤高风险疾病患者，可以在皮下植入一个小型设备，即 ICD。ICD 比

ICD 的工作原理和特点

普通起搏器稍大，平时待命不动，一旦发生室颤，就在适当的时机释放一个除颤电流，终止室颤。因为直接在心脏里面放电，所以需要的电量要比在体外除颤时小得多。ICD 也可以自动处理一些其他恶性的心律失常，比如缓慢的心律失常和室速等。

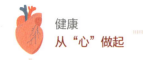

知识扩展

1. ICD 的电池寿命和随访

ICD 的电池使用寿命比普通起搏器短，这是因为电击治疗会消耗大量电能，尤其是反复放电时。ICD 的随访和程控是维护 ICD 治疗效果以及节省电量的重要环节。患者需要每 3 ~ 6 个月去医院进行 1 次 ICD 的程控和随访，从而了解 ICD 治疗的效果及可能出现的问题。

此外，ICD 支持远程监测随访，把类似于手机的随访仪器放置在患者附近，在网络环境下可定期将患者 ICD 的工作情况传递到相关平台，工程师会定期查看工作数据，如果有电击治疗、仪器报警或不正常工作的情况，会及时通知患者到医院找医生解决问题。如果电池耗电异常，也能及时发现和更换。

2. 起搏器也分类

起搏器有两种，一种是具有起搏功能的除颤器，即 ICD，由一个比起搏器更大更厚的脉冲发生器和一根更粗的电极导线组成。这根电极导线需要植入到右心室，连接脉冲发生器后埋藏在左侧锁骨下皮肤下面。ICD 能够持续监测患者的心率，当心率过慢时，就会起搏心脏以维持一定的心率。如果检测到心动过快，并经过鉴别诊断是室速或室颤，它将首先尝试起搏治疗，如果无效则进行电击治疗。

另一种全皮下植入型心律转复除颤器，又称 SICD，电极导线只植入在皮下、不进入到心脏。SICD 没有起搏功能只有除颤功能，其脉冲发生器体积更大，需要埋植在左侧腋下的皮肤下面，导线则位于胸骨左侧或右侧的皮肤下面。SICD 的优点是无需将电极植入血管和心脏，对心脏瓣膜和功能不会有任何影响，手术并发症发生风险很低。SICD 非常适合静脉血管狭窄不能心脏电极植入的患者，也适合于容易感染的患者以及年轻、不需要起搏功能的患者。

 误区解读

1. ICD 价格高昂，选便宜的就行

这个观点错误。在选择 ICD 时存在一个常见的误区，即认为功能都一样，选择便宜的就好。的确，ICD 价格昂贵、种类多样，一般功能越多、价格越高。事实上，价格并不意味着治疗效果，不同类型的 ICD 适用于不同病情的患者。因此，适合自己病情和需求的 ICD 才是最重要的。

2. 装了 ICD，心脏病就治好了

这个观点错误。有些患者会说，我植入了这么贵的仪器，为什么还有胸闷和心慌的症状？其实 ICD 只有在发生室速或室颤时才会发挥作用，通过电击恢复心脏的正常跳动，防止猝死，也不能减少室速或室颤，更解决不了其他症状和问题，可以理解为 ICD 只是坐车时的"保险带"，不能避免撞车，只能在发生意外时起到作用。患者仍然需要接受常规药物治疗，治疗相应的心脏疾病。

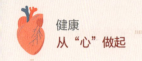
心源性猝死，怎么防

有几名医生下班后在体育馆打羽毛球。这时，球场的一名工作人员跑了过来，"篮球场有人休克了，快来看看吧！"他们赶忙跑过去，伸手一摸颈动脉，发现没有心率，手放在鼻子，也没有呼吸。几名医生马上判断这是猝死，没有迟疑，马上开始进行胸外按压。体育馆配备有 AED，在他们进行心肺复苏的过程中，进行了四次除颤。几分钟后，急救人员也赶到了现场，随后送到医院急诊。到医院半小时后，患者转危为安。

 小课堂 •••••••••••••••••••••

1. 心源性猝死是什么原因

发生心源性猝死，是内因和外因共同作用的结果。内因是指有潜在的或确诊的心脏病，如患有冠状动脉异常、冠心病、结构性心脏病、心肌病、心衰、遗传性离子通道病等，这类患者猝死的发生率将比一般人群增加 5~10 倍，属于猝死高危者。当患者同时兼有几种疾病，特别当伴有左室射血分数小于 < 40%，甚至小于 30% 时，其猝死的概率将进一步增加。

不同年龄段猝死患者疾病构成有差异，青年患者以心律失常和心肌病为主要原因；而随着年龄增加，冠心病导致的心源性猝死比例上升。外因是指有触发因素，如在劳累、生气、饮酒、熬夜等基础上发生了心肌缺血坏死、自主神经功能紊乱、电解质紊乱等异常情况，继而引发恶性的心律失常。心源性猝死病例最后几乎都经致命性心律失常引发猝死，包括室颤、室速和缓慢心律失常。

猝死为啥难预测？一是对内因的诊断很难，比如有原发性心电疾病，也就是潜在的"电线"有问题，还有一些心肌病、冠状动脉开口异常和一些心肌炎，平时隐蔽不露，基本没有异常表现，心肌梗死的机制是动脉粥样斑块破裂血栓形成，但由于血管狭窄程度不重，平时也很难发现。二是引发猝死的外因——人的行为难以预测，这些问题临时出现，将使患者发生灾难性后果。猝死的外因，直接导致了身体内环境的紊乱，既可能是病因，又能充当诱因，令人防不胜防。内环境的不稳定，主要指自主神经功能紊乱，如交感神经的过度兴奋。有些人即使有比较严重的心脏病，但生活规律，没有导致内环境紊乱的情况，也不会发病。

2. 猝死有先兆吗

引起猝死的绝大多数急症都有比较典型的表现，或是明显的警示信号，而有一些信号则容易被大家忽略，或引起误诊。首先是要注意三痛：胸痛、腹痛和头痛。

造成胸痛的原因复杂多样，包括心肌梗死、肺栓塞和主动脉夹层等。腹痛，可能提示腹腔脏器疾病，如胰腺炎、异位妊娠破裂等急腹症也可危及生命，也是某些主动脉夹层和心肌梗死患者的起病表现。剧烈头痛常常是脑出血、脑梗死等脑部血管疾病的主要起病表现，可伴一侧肢体瘫痪。

此外，突然发生的呼吸困难往往也是很危险的，如急性左心衰、重症哮喘、气胸等都能导致呼吸困难，可迅速危及生命。患者

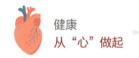
突然发生昏迷，也就是"怎么叫也叫不醒了"，可见于各种原因引起的心搏骤停、气道异物阻塞、急性脑血管病、颅脑损伤、低血糖、急性中毒等急重症。

知识扩展

猝死怎么预防

根据现代医学对猝死的认识，猝死的高危人群，需用ICD预防心源性猝死，其疗效肯定，证据充分。猝死高危患者包括猝死生还者，这些患者已发生过心源性猝死，一年内再发猝死高达47%。其他猝死高危患者是指患有严重心血管疾病患者，其猝死发生的概率比普通人群高5～10倍，ICD在预防这两类人发生恶性事件的效果比较肯定。

人数更庞大的猝死中、低危人群的预防，主要依靠药物与生活方式的干预。尤其是已明确诊断的心血管疾病患者，应规范治疗心血管疾病。如心衰患者规范应用"新四联"药物，冠心病患者应用降低胆固醇药物和抗血小板药物，心肌病患者应用β受体阻滞剂等。对于已有心血管疾病危险因素的庞大人群，应积极纠正危险因素，控制好糖尿病、高血压、高脂血症、肥胖、吸烟等冠心病危险因素能够明确降低猝死风险。

最后，规律的生活习惯、运动和健康饮食等健康生活方式，是防止心源性猝死的基础。很多猝死和心肌梗死的发生都可以找到诱因，或是极度疲惫，或是各种应激反应导致的情绪急剧波动，如吵架、愤怒、剧烈运动、大量饮酒等。这些情况会让机体的内环境紊乱，增加交感神经兴奋，如果这些因素相互叠加，则会增加猝死和心肌梗死的风险。青年人群猝死与不良生活方式有关，应避免无节制地熬夜、精神刺激、饱餐、吸烟、饮酒等猝死诱因。

 误区解读

猝死时，掐人中可以救命

在中国人的传统观念里，看到别人晕倒就采取掐人中的做法，误以为这样可以救命，但实际上这是一种误区。有一部分晕厥，是因为神经反射导致的一过性低血压，这种情况下，患者在几秒钟到几分钟内就可以自行恢复意识。掐人中与意识恢复之间往往并无因果关系。在发生猝死时，最有效的措施是心肺复苏，并迅速使用AED。一味地掐人中不仅无效，还可能会贻误宝贵的抢救时间。

答案：1. C；2. C；3. √

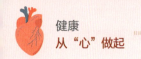

健康知识小擂台

单选题:

1. 心动过速是指心率超过（ ）

   A. 80 次 / 分

   B. 90 次 / 分

   C. 100 次 / 分

   D. 110 次 / 分

2. 房颤不重视抗凝治疗可能会导致（ ）

   A. 脑出血　　　　　　　B. 肿瘤

   C. 脑梗死　　　　　　　D. 心衰

判断题:

3. 喝酒易导致房颤。（ ）

心律失常：解码
心脏的异常跳动
自测题
（答案见上页）

心脏变形，要查原因

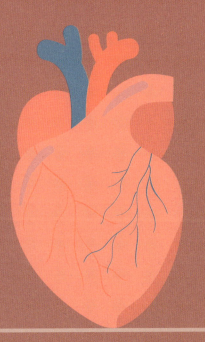

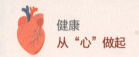
心肌肥厚可能由长期高血压、瓣膜病或遗传性肥厚型心肌病引起，后者是年轻运动员猝死的重要原因。心脏扩大则可能是多种心脏疾病的症状，如扩张型心肌病，需查明原因以避免心衰。此外，长期大量饮酒可导致酒精性心肌病，戒酒是关键的治疗措施。本章将深入探讨心肌肥厚和心脏扩大的成因、症状、诊断与治疗，以及饮酒对心脏健康的不良影响。

心肌变厚，或埋隐患

小林今年 25 岁，是一名公司职员，平时注重身体锻炼，不吸烟也不饮酒，也没有高血压或糖尿病等常见疾病。最近的体检时，他的心电图显示异常。去医院做超声心动图显示心肌明显肥厚，室间隔的厚度达到了 18mm。小林回忆起跑步时曾晕倒过 1 次，几分钟以后自行清醒。医生又问他家人情况，他说他父亲在 40 多岁时猝死。医生告诉小林，他得了一种病，还比较危险。

 小课堂 ●●●●●●●●●●●●●●●●●

1. 心脏变厚，是一种病吗

多年之前，有人发现越野滑雪运动员心脏肥大，认为大心脏是赢得比赛胜利的保证，并把这种运动员特有的大心脏称为"运动员心脏"。其实，优秀运动员心脏的厚度的确是大于正常人的，这也容易理解：多锻炼，心肌是要增厚的。

但在某些病理的情况下，如有高血压但长期没有控制、严重的主动脉瓣狭窄等，也可引起心肌肥厚，增加发生心血管意外的风险。心肌变厚，和身上的肌肉"长块儿"还不一样。心脏的功能有两个方面，一个是收缩能力，是射血的力气大不大；另一个是舒张能力。心肌变厚了，力量是变大了，但心脏的舒张能力，也就是弹性会随之下降。可以把心脏想象成气球，血液还要回到心脏，如果"气球"弹性好，那能很快地扩大；如果弹性很差，回心血回流慢，久而久之射出的血液也会相应减少。超声心动图检查很容易发现心肌肥厚。一般而言，成人左室肥厚的诊断标准为：左心室任何部位心肌厚度增加，男性大于 12mm，女性大于 11mm。如果发现得早，通过去除病因，不但心肌肥厚可以得到减轻，还能预防心脏病。

2. 肥厚型心肌病：年轻人猝死的元凶

运动员身体中也隐藏着一个"杀手"，肥厚型心肌病就是年轻运动员最常见的猝死原因之一。这种疾病的特点是心室壁呈不对称性肥厚，常累及室间隔。如果超声心动图或磁共振检查发现室壁厚度大于等于 15mm，可确诊肥厚型心肌病，若致病基因检测阳性，或在家系筛查中发现遗传受累的成员左心室壁厚度超过 13mm，可确诊为遗传性肥厚型心肌病。因这种疾病猝死的主要原因是心律失常，尤其是室速和室颤。案例中的小林很有可能是这种情况。肥厚型心肌病又可以分为梗阻性和非梗阻性两大类：梗阻性是指心肌太厚了，尤其是心脏收缩时把血流出去的路给堵住了；非梗阻性是指虽然有心肌肥厚，但不影响血流。

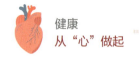
3. 肥厚型心肌病是遗传性疾病

肥厚型心肌病是最常见的遗传性疾病，是编码心肌细胞肌小节蛋白或肌小节相关结构蛋白的基因发生变异。通过常染色体显性遗传模式传递，意思是只要有一个变异的基因，就会发生肥厚型心肌病。约 60% 的患者携带有致病性或可能致病性的基因变异。但也有约 40% 的患者未能找到明确的致病基因，这表明还有其他因素在起作用。对于肥厚型心肌病患者，基因检测在诊断和家族筛查中已成为重要工具，有助于诊断和了解家属的发病风险。

 知 识 扩 展

1. 心肌肥厚的常见临床症状

如果出现胸闷、胸痛、呼吸困难、黑矇、晕厥、水肿等症状，应及时就医，并进行超声心动图检查以明确诊断。在体检或家系筛查中发现的肥厚型心肌病患者，可能因发现得比较早，不一定有症状。一些少见疾病，如法布里病、糖原贮积症、心脏淀粉样变等，除了引起心肌肥厚外，还可能影响多个器官系统。这些患者可能会出现特殊面容，智力发育异常，身材发育异常，听力或视力异常，肌力、肌张力或步态异常，神经感觉功能障碍，无汗症，腕管综合征，椎管狭窄，皮肤异常，蛋白尿等。

2. 肥厚型心肌病的治疗

肥厚型心肌病治疗的总体原则是减轻症状、改善心功能和延缓疾病进展。对非梗阻性肥厚型心肌病患者，治疗重点包括减缓心肌肥厚进展和管理心律失常、心衰等合并症；对于梗阻性肥厚型心肌病患者，治疗方案包括药物治疗、介入治疗、外科手术等，以改善症状，降低心衰和死亡风险。近期，用于治疗梗阻性肥厚型心肌病的药物玛伐凯泰上市，已经纳入了我国医保，可用于治疗心功能分级Ⅱ～Ⅲ级的梗阻性肥厚型心肌病成年患者。另外，部分肥厚型心肌病患者猝死风险高，通常由室性心律失常引起，ICD被认为是预防猝死最有效的方法。

 误区解读

胸闷，就该使用硝酸甘油

这个观点错误。硝酸甘油可扩张血管，降低心脏的负荷和心肌耗氧量，主要用于缓解心绞痛，但对于肥厚型心肌病，硝酸甘油的效果有限，甚至有潜在风险。对于肥厚型梗阻性心肌病患者，硝酸甘油可能会导致血管扩张，引起血压下降，加重左心室流出道梗阻。因此，治疗肥厚型心肌病引起的胸痛，应使用β受体阻滞剂，以减轻心脏负担，降低心脏耗氧量。

心脏变大，要查原因

小张今年35岁，是一名软件工程师，平日里工作繁忙，偶尔进行体育锻炼，饮食习惯较为清淡，且不吸烟、不饮酒。然而，最近他发现自己上楼时常感到气喘吁吁，甚至有时会感到胸闷和乏力。去医院后超声心动图显示有明显的左心室扩张

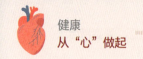
和收缩功能减退，射血分数才 40%。医生最终诊断是扩张型心肌病。

 小课堂 ● ● ● ● ● ● ● ● ● ● ● ● ● ● ●

为何要关注心脏扩大

健康人的心脏和自己的拳头大小差不多，但也有一些人的心脏因多种原因会有所增大。不同的疾病，导致相应的扩大也不一样。比如左心房扩大，常见于二尖瓣疾病，也可见于高血压。但一般来讲，心脏扩大常指左心室增大。左心室是给全身供血最重要的心脏部位，左心室扩大也最常见。当然，有些人也可发生右心室增大，如患有右心衰或肺动脉高压。绝大多数患者通过超声心动图能够非常清楚地看到双心房双心室，还可以测量左心室收缩前和收缩后大小的差值，计算心脏射出的血量，这有助于判断心脏是否扩大。此外心脏磁共振检查也能够明确心脏的大小，以及是否有心肌结构等方面的改变。

一般用左心室舒张时，也就是左心室最大时的内径来评价左心室扩大。女性大于 5.0cm、男性大于 5.5cm，可判断为左心室扩大。左心室扩大的患者，心功能会受到影响。很多种心脏疾病可引起左心室扩大，比如高血压、心脏瓣膜病、先天性心脏病或缺血性心脏病等，但这些疾病引起的心脏扩大不叫心肌病。医生认为的心肌病是指有遗传方面的因素在内，如扩张型心肌病、肥厚型心肌病等。此外，还有一些其他系统疾病也可引起左心室扩大，如自身免疫病（如系统性红斑狼疮或白塞综合征等）、嗜铬细胞瘤、甲状腺疾病、尿毒症心肌病等，这些为继发性心肌病。无论是哪种左心室扩大，都应尽快找到原因，避免发展为心衰。

 知识扩展

1. 左心房扩大，有何危害

左心房扩大越来越受到重视，尤其是左心房超过 4cm 时。左心房扩大常见于高血压，如果有了左心室肥厚，左心房扩大的比例就更高了。左心房扩大的程度与高血压的严重程度正相关。高血压可导致房颤，其中左心房扩大是最重要的环节。此外，肥胖和睡眠呼吸暂停综合征也可导致心房扩大。控制危险因素，如控制高血压、减重和纠正睡眠呼吸暂停综合征，可改善左心房功能，可以防止左心房扩大，预防或延缓房颤的发生。

2. 心脏扩大会遗传吗

心脏扩大的遗传性取决于其根本病因，如果是和遗传因素有关的扩张型心肌病，那么确实具有遗传倾向。扩张型心肌病通常表现为常染色体显性遗传模式，即使只有一个父母携带相关基因突变，子女有 50% 的概率继承该突变基因。如果心脏扩大是由后天因素如高血压、心肌炎后心肌病引起的，则遗传因素的影响较小。因此，对于有心肌病家族史的人群，建议进行遗传咨询和基因检测，以便于早期发现和管理潜在的心脏问题。

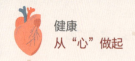

误区解读

心脏扩大都是病理性的

心脏扩大并不总是病理性的。虽然在许多情况下，心脏扩大是由疾病引起的，但它也可以是身体对特定需求的适应性反应。高强度的运动训练使得心脏需要增加输出量以满足身体的更高需求，长期的有氧运动可以导致心脏腔室扩大和心肌增厚，这种变化被称为"运动员心脏"；在妊娠期间，母体血容量的增加，心脏需要泵送更多的血液，从而导致心脏的暂时性增大，这些生理性的心脏扩大是身体对环境变化的适应性反应，通常也不会引起健康问题。与病理性心脏扩大不同，生理性心脏扩大是可逆的。随着运动量的减少或产后身体的恢复，心脏大小可以恢复正常。

饮酒伤心脏

张先生今年50岁，每晚都会喝上几杯酒，20多年来，张先生的酒量逐渐增加，现在是每天一瓶白酒的量。最近几个月，张先生经常感到疲劳和胸闷，症状逐渐加重，走上一小段路就会感到气促。医院经过心电图、超声心动图等一系列的检查诊断为酒精性心肌病，心脏已明显扩大，并出现了心衰的表现。张先生对此感到非常焦虑。

小课堂

1. 饮酒对心脏有何影响

饮酒可增加高血压、心肌梗死、心肌病及心律失常等心血管疾病的发病风险。饮酒也损害心脏功能，可增加突发死亡和心律失常的危险。某些健康人在一次性大量饮酒后，可出现室上性或室性心律失常，由于多发生在节假日大量饮酒后，故将这种综合征称为"假日心脏病"，这是因酒精兴奋交感神经引起。饮酒也增加房颤的发病风险，早期戒酒则能减少房颤的发作，甚至不发作。

2. 大量饮酒，可致心肌病

长期大量饮酒可导致心衰，表现为心室扩大和左心室收缩功能低下。病变的出现和消退均与酒精有关，当终止饮酒后其心衰能得以改善或至少不进一步恶化，而再次饮酒后心衰又复发，此种情况若反复多次发生，将会造成心肌的不可逆损害，以至于终止饮酒后仍有进行性心功能恶化，此即酒精性心肌病。

酒精性心肌病的诊断在临床上需要满足以下几个条件：首先，患者必须符合扩张型心肌病的诊断标准，主要检查是超声心动图。其次，患者需要有长期大量饮酒史（根据世界卫生组织标准：女性每日饮用酒精量超过 40g，男性每日饮用酒精量超过 80g，且饮酒时间超过 5 年），10g 相当于喝 100ml 葡萄酒、300ml 啤酒或 40ml 烈酒。同时，需要排除其他可能导致扩张型心肌病的病因，如高血压、瓣膜性心脏病和缺血性心脏病。如果早期发现并戒酒，患者在戒酒 6 个月后，心脏扩大的情况和心衰的临床症状有可能得到改善。饮酒是导致心功能损害的独立危险因素，建议患者在戒酒 6 个

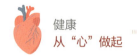

月后重新进行临床状态的评估。

3. 酒精性心肌病如何治疗

治疗酒精性心肌病的关键在于早期诊断、及时戒酒和对症治疗，以控制和逆转病情发展。患者需至少严格戒酒 6 个月，并观察其心功能恢复情况。戒酒是改善预后和减少心肌损害的关键措施。药物治疗方面，使用标准的抗心衰药物有助于减轻心脏负担，改善心功能。同时，保证充足的休息，采用高营养、高蛋白、低盐饮食，适当补充维生素 B_{12} 和维生素 B_6 以及叶酸，也是治疗的重要辅助手段。

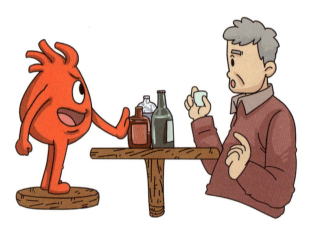

戒酒是减少心肌损害的关键措施

 知识扩展 ///

1. 白酒、红酒、啤酒有差别吗

白酒、红酒、啤酒由于酒精含量不同，其对健康的影响也有所差异。通常白酒的酒精含量在 38% ~ 52%，以一瓶 500ml 45 度的白酒为例，其中含有大约 225ml（约 177g）酒精。红酒的酒精含量一般在 12%～14%，以一瓶 750ml 13 度的红酒为例，其中含有大约 97.5ml（约 77g）酒精。啤酒的酒精含量通常在 2%～5%，以一罐 330ml 4 度啤酒为例，其中含有大约 13.2ml（约 10.4g）酒精。因此，不同类型的酒在酒精含量上有显著差异，这意味着要达到相同的酒精摄入量，饮用不同类型的酒所需的具体数量也会有所不同。一般来说，饮用白酒更容易达到导致酒精性心肌病的酒精摄入量。

2. 劣质酒危害更大

劣质酒比正规厂家生产的白酒对心脏和全身健康的损害更大。劣质酒通常由非法小作坊生产，缺乏严格的生产工艺和质量监管，容易含有有害成分，如甲醇、铅、杂醇油和其他化学添加剂。这些有害成分对心脏和全身健康构成严重危害。甲醇可导致心肌细胞损伤，增加心肌病变的风险。铅等重金属会干扰心脏电活动，引发心律失常。杂醇油等杂质还会加重肝脏的负担，影响其解毒功能，进而损害全身健康。相比之下，正规厂家生产的白酒在原料选择、生产工艺和质量控制方面更为严格，保证了酒精饮品的相对安全。

 误区解读

喝酒容易脸红的人，更能喝

这个观点错误。酒场上，有人称"要提防红脸蛋儿的"，意思是喝酒脸红的人能喝。喝酒脸红被称为"亚洲红"，这是因为东亚人携带一种叫 *ALDH2* 的突变基因，人在喝酒时，*ALDH2* 基因突

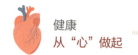

变导致乙醛脱氢酶 2 的活性降低，从而导致酒精的中间代谢产物乙醛的积累，引起末梢血管扩张，导致面部发红。全球有大约 8% 的人携带这种基因突变，主要是东亚人群。已有研究发现，有这种基因突变的人，冠心病风险增加。还有研究发现，喝酒时脸红的人，更容易发生高血压。有些人苦练"酒技"之后，能够在脸红的情况下，千杯不倒，但实际上对身体的损害实际上更大。喝酒脸红，已表明不胜酒力，实际上是"酒精伤身，不宜多喝"的信号，在这种情况下，还要喝，就是自找苦吃。

答案：1. C；2. C；3. ×

健康知识小擂台

单选题：

1. 肥厚型心肌病的主要特征是（　　）

    A. 心室扩张　　　　　　B. 心脏瓣膜病变

    C. 心肌肥厚　　　　　　D. 心脏传导阻滞

2. 扩张型心肌病最主要的特征是（　　）

    A. 心室肥厚　　　　　　B. 心房扩大

    C. 左心室扩大　　　　　D. 心脏瓣膜病变

判断题：

3. 酒精性心肌病是一种可逆的心肌病，通过彻底戒酒可以完全治愈。（　　）

心脏变形，要查
原因自测题
（答案见上页）

静脉血栓栓塞和肺血管疾病：小事中藏隐患

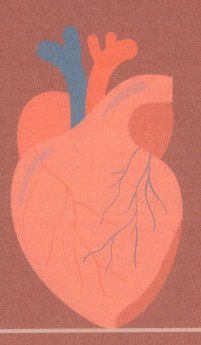

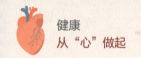

在我们的日常生活中，不经意的一个行为、一个状况，都可能隐藏着健康隐患。许多人可能不知道，久坐不动会导致血栓，睡眠中的鼾声可能是心脏病的信号，而肺动脉高压并非普通的高血压。这些看似不起眼的小问题，却可能对我们的心脏健康造成重大影响。本章将深入浅出地讲解血栓、肺动脉高压和睡眠呼吸暂停综合征等知识。

久坐不动，小心长血栓

小明今年45岁，作为商业精英，他近期出国参加了一次重要的商务会议。当直飞航班即将降落时，小明突然感到胸闷气短。飞机一落地，他便紧急拨打了急救电话，并被迅速送往医院。医生诊断他患有急性肺栓塞，好在血栓不是很大，仅仅需要进行抗凝治疗。

 小课堂

1. 肺栓塞是怎么回事

最早发现肺栓塞，是坐飞机经济舱时，由于空间局限、下肢固定、血液循环变慢，深静脉血栓形成，引发急性肺栓塞，因此又叫"经济舱综合征"。经济舱综合征其实就是下肢长了血栓，并继而引起肺栓塞。下肢静脉血栓与肺栓塞被认为是同一疾病的不同阶段，目前常将其统称为静脉血栓栓塞。肺的动脉被堵住了，血流就不能自由流动，血气交换就没有办法进行。如果被堵塞的肺动脉是它的主干或重要分支，又或是广泛的小分支被堵塞，那是会危及生命的。最常见的堵塞来源于下肢的血栓，也可以是空气、羊水等。还有些肺栓塞会造成肺动脉高压等并发症，也会影响患者的生活质量。肺栓塞常见的症状有胸闷、气急、呼吸困难、胸痛、咯血、晕厥等，严重者可能猝死。大部分患者发病时并没有上述症状，还有少数患者无症状。一般通过计算机断层扫描脉动脉造影诊断。

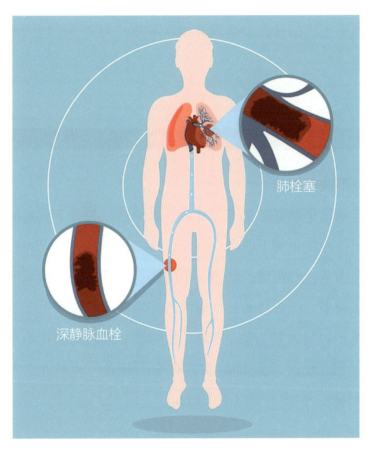

下肢血栓与肺栓塞

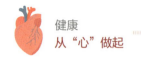
2. 什么人容易得血栓

首先，像"经济舱综合征"一样，那些久坐不动的人，包括由于疾病的原因无法活动的人，容易出现血栓，比如骨科手术后、创伤、急性内科疾病（如心衰、呼吸衰竭、感染等）长期卧床的患者。某些慢性疾病，如抗磷脂综合征、肾病综合征、炎性肠病、骨髓增殖性疾病、恶性肿瘤等。女性产后或口服避孕药的情况下也容易形成血栓。当然，有以上情况的人不是一定会发生肺栓塞，只是比正常人群的发生率高，所以如果有条件应该进行适当的预防，如在长时间坐飞机的过程中适当活动双下肢，大关节术后应用抗凝药物预防等。

 知识扩展

如何判断下肢有血栓

下肢血栓早期常常无明显症状，容易被忽视。下肢血栓的典型临床表现往往是单侧下肢出现肿胀、疼痛。自查时可以比较自己的两条腿是不是一样粗细。如果一条腿粗，一条腿细，很有可能粗的那条腿水肿了。因为静脉是把血液带回心脏的，如果栓塞了血管，那血液就不容易回到心脏，"淤"在局部，这条腿就开始水肿。双下肢周径相差超过 1cm 即认为具有临床意义，其测量点为髌骨上缘以上 15cm，髌骨下缘以下 10cm。

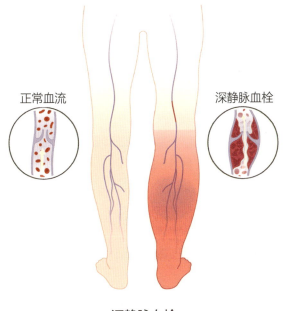

正常血流

深静脉血栓

深静脉血栓

 误区解读

肺栓塞很少见

　　错误。长期以来，肺栓塞被认为是一种相对较少见的疾病。之所以有这种认识，主要原因是肺栓塞具有较高的误诊和漏诊率。随着肺栓塞规范化诊治的推行，临床医生对肺栓塞的识别和诊断能力得到了显著提升。如果肺栓塞没有得到及时诊断和积极治疗，绝大多数都会发展为慢性血栓栓塞性肺动脉高压，患者可能会出现下肢水肿和呼吸困难等症状，甚至在休息状态下也会感到气喘。在一些严重的情况下，患者可能会发展为心衰。

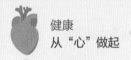
 小故事　　肺栓塞病理生理的认识与发展

　　德国病理学家鲁道夫·维尔啸，是首位提出"栓塞"概念的科学家，并确定了血栓移动到肺部是导致猝死的重要原因。在柏林查里特医院工作期间，维尔啸专注于病理学研究，逐渐对血液和血管病变产生了浓厚的兴趣。自 1846 年起，维尔啸深入研究血栓形成和血栓移动的机制。他注意到，某些猝死案例中，患者的肺动脉中发现了血栓。维尔啸因此提出了"栓塞"这一概念，用于描述血栓从原发部位脱落并移动到其他部位（如肺动脉）引起阻塞的现象。

肺动脉高压，不是高血压

　　李女士，34 岁。1 年前，李女士在某次感冒后开始出现活动时胸闷、气短、声音嘶哑的症状。此后她的活动耐量逐渐下降，并且在剧烈运动后反复多次出现晕厥，数分钟后可自行清醒。超声心动图提示肺动脉收缩压为 90mmHg，医生建议她住院，行右心导管检查以明确肺动脉高压的诊断。李女士感到疑惑，肺动脉高压听起来与高血压很相似，这是什么病？

 小课堂

1. 肺动脉高压，是怎么回事

　　心脏有左右之分，左室射出的血液供应大脑、肝脏、心脏和肾脏等脏器，主要目的是给这些器官供氧和养分；右心室射出的血液是进入到肺。两者各司其职，一个将富有氧气的动脉血泵入主动脉，随全身循环为我们的组织器官提供氧气和营养；一个则将我们回流至右心房的血液，泵入肺血管到达肺脏，让吸入的氧和血液中的血红蛋白结合，之后血液将携带的氧输送到全身各处。

由于肺的体积和血管数量明显小于全身，且肺循环的路程显著短于体循环，所以右心给肺提供血液的时候，所需的压力也比较低，并且机体已经适应了这种较低的压力，右心房和心室的壁也比左心要薄，肺动脉管壁也较薄，但是在特发性肺动脉高压、结缔组织病相关肺动脉高压、先天性左向右分流、门静脉高压等情况下，肺动脉发生重塑，导致血管壁肥厚，管腔狭窄，让肺动脉压力升高，就形成了肺动脉高压。

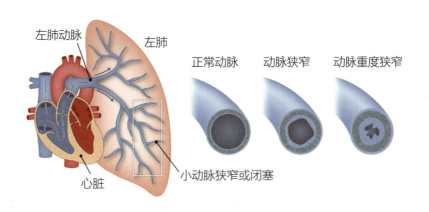

肺血管狭窄

2. 肺动脉高压，都是什么原因导致的

有多种原因可以导致肺动脉高压。其病因和诊治相对复杂，牵涉科室广，常见于心血管内科、呼吸科、风湿免疫科、心脏外科、

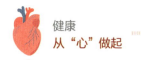
血液科等。心脏病和肺脏疾病导致的肺动脉高压最常见，如心衰、心脏瓣膜病、先天性心脏病等；肺脏疾病，如慢性阻塞性肺疾病、肺气肿、睡眠呼吸暂停综合征和慢性肺栓塞等。还有一些是结缔组织疾病、血吸虫病、遗传性肺动脉高压和原因不明的肺动脉高压。总之，造成肺动脉高压的原因十分复杂，因此，对于初次诊断为肺动脉高压的患者，应进行全面系统的检查以寻找病因，并根据病因选择相应的治疗方案。

 知识扩展

1. 如何测量肺动脉压力

我们常说的高血压是指体循环的血压高，可以用血压计测量。肺动脉在胸腔里边，不能直接用一个简单的办法测量，可用超声心动图进行估算。而真正直接的方法，要通过外面插一个导管，插到肺动脉里，才能测到肺动脉的压力。这个方法叫右心导管检查，是诊断肺动脉高压的"金标准"，测定的肺动脉平均压大于20mmHg，可诊断为肺动脉高压。

2. 如何治疗肺动脉高压

肺动脉高压在临床上分为五大类，不同类型的肺动脉高压治疗方法不同。第一类是动脉性肺动脉高压（PAH），由肺小动脉自身病变引起，常见于年轻女性，可能与基因突变、结缔组织病或某些药物有关；第二类是左心疾病引起的，如心衰或瓣膜病导致肺静脉淤血，多见于老年人；第三类是慢性肺部疾病或长期缺氧所致，如慢性阻塞性肺疾病、肺纤维化患者容易发生；第四类是慢性血栓栓塞性肺动脉高压（CTEPH），因肺动脉被血栓堵塞引起，是唯一可能通过手术治愈的类型；第五类则病因复杂，可能与血液病、代谢疾病等有关。不同类型肺动脉高压的治疗差异很大，PAH需要靶向药物，左心疾病要先治疗心脏问题，而CTEPH可能需手术，因此早期通过超声心动图或右心导管检查明确病因非常关键。

大多数肺动脉高压患者可以找到可治疗的病因，积极治疗病因可预防和延缓肺动脉高压的进展，甚至使肺动脉压力恢复正常。对于第一大类肺动脉高压，在治疗病因的同时，应根据肺动脉高压的危险分层和心肺合并症的情况，给予靶向药物治疗，并定期随诊以调整治疗方案，尽早达到并维持在低危状态。对于第二大类和第三大类肺动脉高压患者，治疗重点在于心肺疾病本身，对于那些合并重度肺动脉高压肺血管阻力明显升高的患者，需转诊到专业的肺血管中心进行个体化的治疗。第四大类肺动脉高压患者可通过外科手术、介入治疗和药物治疗相结合的方法，达到缓解肺动脉高压的治疗作用。第五大类的肺动脉高压较为罕见，以治疗病因为主。

误区解读

根据超声心动图可诊断肺动脉高压

仅根据超声心动图诊断肺动脉高压不准确。超声心动图是通过计算三尖瓣反流速率来估测肺动脉收缩压，从而对肺动脉高压进行初步筛查。但是超声心动图测量的肺动脉收缩压仅为估算值，存在高估或低估的可能。还需综合分析超声心动图中是否有其他肺动脉高压的表现，并结合患者的情况（如是否存在肺动脉高压的危险因

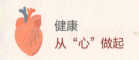

素：家族史，用药史，毒物接触史，以及结缔组织疾病、先天性心脏病、肺栓塞及基础心肺疾病病史等）、临床症状、心电图和胸片等资料进行全面的评估。若肺动脉高压的可能性较高，则需进一步确诊；若为可能性较低，则需排查其他原因或进行随访观察。切忌仅根据超声心动图结果盲目使用改善肺动脉高压的药物。

睡眠呼吸暂停综合征，也会伤心脏

李先生，52岁，比较胖，白天常常感到疲倦，易犯困。他夜里打鼾，有憋醒的情况。医生测血压，发现血压为150/110mmHg。睡眠监测则发现有重度阻塞性睡眠呼吸暂停综合征，24小时动态心电图显示存在阵发性房颤，超声心动图大致正常。医生建议他使用呼吸机，李先生纳闷，我打鼾就需要使用呼吸机吗？

 小课堂 ● ● ● ● ● ● ● ● ● ● ● ● ● ● ●

1. 睡眠呼吸暂停综合征对身体有何影响

睡眠呼吸暂停综合征患者存在解剖结构异常，如鼻腔狭窄、扁桃体肥大、咽腔狭窄、软腭肥大下垂、舌体肥大、舌根后坠、下颌后缩等，但在清醒时可以通过增强咽部扩张肌群的活动，来代偿其解剖学异常，维持上气道开放，保持咽部通畅，而不发生呼吸暂停。但夜间神经兴奋性下降，肌肉松弛，舌咽部软组织就会堵塞气道在睡眠时呼吸道变窄，导致打鼾。如果呼吸道完全关闭，空气一点都进不去，就是发生了睡眠呼吸暂停，血液中的氧气含量下降，二氧化碳逐渐累积。当严重缺氧时，患者就会醒来，经过几次大口呼吸，血液中的氧气和二氧化碳的含量恢复到正常水平，患者又重新能睡着，这个过程再次开始重复。有些患者每天夜里会数百次重复这个循环，却对此一无所知。频繁醒来，会使睡眠非常不踏实，从而导致白天感到困倦。睡眠呼吸暂停如果得不到及时治疗，可能会白天感到困倦乏力，缺氧及更加费力地呼吸，增加了心脏负荷，长此以往，还可能导致高血压、冠心病和脑梗死。睡眠呼吸暂停综合征是最常见的继发性高血压原因，近一半睡眠呼吸暂停综合征患者有高血压。

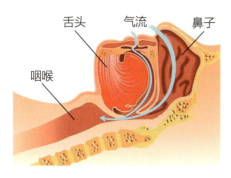
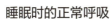
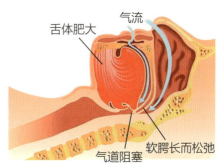

睡眠时的正常呼吸　　　　　　阻塞性睡眠呼吸暂停

2. 如何判断是否发生睡眠呼吸暂停

胖人发生率较高，脖子越粗患有睡眠呼吸暂停的危险就越大。此外，观察是否有明显症状，包括夜间打鼾、呼吸暂停、白天嗜睡、晨起头痛、夜间频繁觉醒等。该病患者打鼾的声音非常大，同住者会反映声音奇大，无法忍受，一段打鼾，一段又安静了。可通过 STOP-BANG 量表判断。

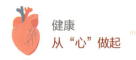
STOP-BANG 量表

	具体情况
打鼾（Snoring）	鼾声很大
疲倦（Tired）	日间感到疲倦或昏昏欲睡
观察到呼吸暂停（Observed apnea）	发现有呼吸暂停或窒息
血压（Pressure）	有高血压或服用降压治疗
身体质量指数（BMI）	身体质量指数超过 35kg/m^2
年龄（Age）	年龄大于 50 岁
颈围（Neck circumference）	颈围大于 40cm
性别（Gender）	男性

量表中，若 0～2 个问题回答"是"，则可能性小；若 3～4 个问题回答"是"，为可能性居中；若 5 个及以上问题回答"是"，则可能性很大了。

最准确的诊断方法是监测睡眠期间的呼吸情况、血氧饱和度、心率等指标，确诊是否存在睡眠呼吸暂停并判断其严重程度。

此外，对于有些缓慢性心律失常、难治性高血压、房颤或有肺动脉高压患者，鉴于这些疾病与睡眠呼吸暂停密切相关，发生心血管不良事件风险高，且积极治疗已被证实对此类患者有益，不论临床上是否怀疑睡眠呼吸暂停，都应进行积极的筛查。

 知识扩展

如何治疗睡眠呼吸暂停综合征

对于肥胖的睡眠呼吸暂停综合征患者，减重是最有效的治疗方法。对于平躺时会出现睡眠呼吸暂停者，建议侧睡。所有的睡眠呼吸暂停综合征患者都要避免饮酒和服用安眠药。大多数中度或重度睡眠呼吸暂停综合征的患者，需要使用气道正压呼吸机，通过机器输送压力可

如何使用呼吸机

以防止睡眠过程中肌肉放松时呼吸道塌陷，保持呼吸道开放，保证正常呼吸和睡眠。对于部分存在解剖结构或功能异常的患者，需在耳鼻喉科或头颈外科进行评估，严格确定手术适应证。

 误区解读

1. 打鼾是正常现象，不需要治疗

这个观点错误。尽管在某些情况下打鼾可能是无害的，但当打鼾伴有呼吸暂停、白天过度嗜睡或其他相关症状时，可能是睡眠呼吸暂停的表现，需及时就诊。许多存在睡眠呼吸暂停的人，并没有意识到自己的问题，有些人在呼吸暂停之后会醒来，很难再次入睡。他们可能认为是失眠，而不是呼吸问题，导致自己白天感觉困倦。如果此时服用安眠药会更危险，因为安眠药会进一步放松呼吸道的肌肉，并抑制苏醒和呼吸。

2. 存在睡眠呼吸暂停，吸氧就好了

吸氧可以在一定程度上改善睡眠呼吸暂停患者出现的低氧血症，但并不能消除上呼吸道阻塞的问题。因此，吸氧并不能替代持续气道正压通气等治疗方法。只有保持上呼吸道通畅，才能有效治疗睡眠呼吸暂停，并减轻其对心脏和全身健康的负面影响。

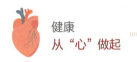

健康
从"心"做起

小故事　　**《雾都孤儿》中的睡眠呼吸暂停综合征患者**

在查尔斯·狄更斯的名著《雾都孤儿》中，有一个形象鲜明的角色——乔治·塞谬尔·鲁姆，他体型肥胖，鼾声如雷，有睡眠呼吸暂停的典型特点。虽然小说中并未详细描述他的健康状况，但结合现代医学知识，我们可以推测，他可能面临高血压、心律失常甚至心衰的风险。

答案：1. C；2. D；3. ×

健康知识小擂台

单选题：

1. 通常与静脉血栓栓塞的增加风险相关的情况是（　　）

    A. 哮喘   B. 慢性阻塞性肺病

    C. 手术后长时间卧床   D. 甲状腺功能亢进

2. 确诊肺栓塞最常用的诊断工具是（　　）

    A. 胸片

    B. 磁共振成像

    C. 超声

    D. 计算机断层扫描肺动脉造影

判断题：

3. 睡眠呼吸暂停仅会发生在肥胖人群中。（　　）

静脉血栓栓塞和肺
血管疾病：小事中
藏隐患自测题

（答案见上页）

结构性心脏病：
介入治疗
显身手

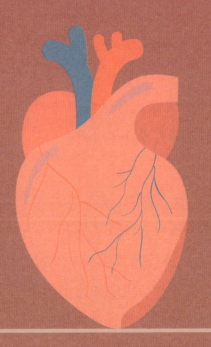

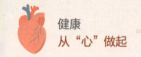
传统心脏病分类多基于病因或功能，而结构性心脏病从解剖学角度整合了相关疾病，便于制定针对性治疗方案。结构性心脏病不仅是医学术语的更新，其意义在于推动个体化治疗，也加速了微创介入技术的发展。本章主要针对几种常见的结构性心脏病，包括先天性心脏病、主动脉瓣病变、二尖瓣病变，以及卵圆孔未闭等，详细探讨了其诊断、治疗方案和预防措施等，也着重介绍了新生儿产前产后一体化管理，以及近几年介入治疗瓣膜病的新进展，强调了规范化诊疗的重要性。

先天性心脏病，能预防吗

一名1岁的男童，超声心动图发现有3mm的室间隔缺损，但无明显症状。医生说，轻度室间隔缺损通常不需要手术治疗，会在1~2岁自行闭合。需要定期做超声心动图，监测缺损大小和心脏功能。家长应特别需要注意观察患儿是否有呼吸困难、乏力、生长迟缓或频繁呼吸道感染等。如果有这些情况，可能需要药物治疗或手术治疗。

 小课堂

宝宝有先天性心脏病，是什么原因造成的

（1）遗传因素，从遗传角度来说，父母有先天性心脏病家族史，所生育的孩子患先天性心脏病的比例比普通孩子要高。一些引起先天性心脏病的基因，可以通过显性遗传和隐性遗传的方式由父母传递给儿童。

（2）孕期感染，特别是风疹病毒感染，可能导致心脏结构的异常，如室间隔缺损和动脉导管未闭。巨细胞病毒、柯萨奇病毒等其他病原体的感染，同样可能与先天性心脏病的发生有关。

（3）孕期接触了有害物质，也可能增加胎儿患先天性心脏病的风险。例如，接触高剂量辐射、某些化学物质和药物（某些抗生素、抗惊厥药等）都可能对胎儿心脏发育产生不良影响。

（4）孕期营养不良，特别是缺乏叶酸，已被证明与某些类型先天性心脏病的发生有关。叶酸是合成和修复 DNA 的必要营养素，对胚胎早期心脏发育至关重要。孕妇在孕前和孕早期摄入充足的叶酸可以降低胎儿患神经管缺陷和某些先天性心脏病的风险。

（5）孕妇患糖尿病、系统性红斑狼疮、苯丙酮尿症等疾病，会影响孕妇的代谢功能和血管健康，间接影响胎儿的心脏发育。

（6）孕妇的生活环境和个人习惯，如吸烟和饮酒会增加胎儿患先天性心脏病风险，特别是当孕妇在妊娠早期接触这些物质时。此外，孕妇若长期处于空气污染的环境中，也可能对胎儿的心脏健康构成威胁。

先天性心脏病往往是多种因素交互作用的结果，遗传因素和环境因素可能共同作用。父母年龄较大，可能与某些遗传疾病的风险增加有关，同时，父亲的年龄也被认为是先天性心脏病的一个危险因素。

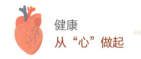

知识扩展

如何预防先天性心脏病

孕期保健是预防先天性心脏病的重要措施之一。社会和医疗体系应提供必要的支持，包括健康教育、遗传咨询和心理支持，以帮助家庭了解先天性心脏病的风险因素，并采取适当的预防措施。孕妇应定期进行产前检查，以早期发现并干预可能影响胎儿心脏发育的因素。规范的产前检查可以显著降低先天性心脏病的发生率。对于高龄孕妇或具有其他高危因素的孕妇，应进行胎儿超声心动图检查，这是一种有效的先天性心脏病筛查方法。通过早期诊断，可以及时采取措施，改善胎儿预后。有家族史的夫妇在备孕时应进行遗传咨询，以评估胎儿的潜在风险。

孕妇的营养和生活方式对于预防先天性心脏病具有重要作用。保持均衡饮食，确保摄入足够的叶酸、其他必需维生素和矿物质；避免吸烟和饮酒；防止病毒感染，如风疹病毒和柯萨奇病毒；避免暴露于放射线和化学毒素等环境中。以及避免接触其他可能对胎儿心脏发育产生不良影响的环境风险因素。

误区解读

没有听到杂音，就不会有先天性心脏病

错误。先天性心脏病产生杂音的机制是湍流的形成。一般来讲，杂音越响，临床意义也就越大，但杂音的响度不是判断疾病轻重程度的可靠指标，有些小型室间隔缺损的杂音可以很响亮，有些

大型室间隔缺损伴有肺动脉高压杂音反而减轻，并且婴儿期许多严重的先天性心脏病可以没有杂音。

产检发现宝宝先天性心脏病，要留还是流

张女士已入院数日，要生第一胎，之前胎儿超声心动图发现有大动脉转位，这是一种严重的先天性心脏病。在经历了整整一天的宫缩后，到了晚上8点，宝宝终于生出来了。但宝宝处于严重缺氧状态。在紧急进行气管插管后，转入了儿童重症监护室。在出生第2天，宝宝就接受了大动脉调转手术，术后恢复良好，早早地回到了妈妈的怀抱。

 小课堂

1. 为啥要在孕期筛查先天性心脏病

先天性心脏病是指在出生时就存在的心脏结构异常，如果在孕期产检中能发现胎儿有先天性心脏病，尤其是一些严重的先天性心脏病，积极治疗可挽救患儿生命，比如张女士的宝宝。当然，有些轻微的心脏问题，胎儿出生后有自行恢复的可能，有些则需要择期手术。具体措施取决于疾病类型、严重程度及患儿状况。大多数情况下，通过及时和适当的治疗，先天性心脏病是可以治好的。特别是在儿童时期接受手术治疗，有可能完全治愈。

2. 新生儿产前产后一体化管理的意义

新生儿产前产后一体化管理，可促进早筛、早诊、早治，涵盖

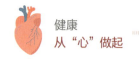
了从产前咨询、与分娩医院的沟通、多学科团队协作、生产时的即刻转运、术后第一时间评估、手术治疗到随访等一系列服务，目的是建立通畅且高效的绿色通道，为危重患儿争取宝贵的诊疗时间。

 知识扩展

1. 哪些孕妇，建议做胎儿超声心动图

妊娠期尤其妊娠早期有过病毒感染（流感病毒及某些宫内病毒感染，如风疹病毒）者；早期接触化学物品，如妊娠期服用某些药物，如苯丙胺、黄体酮类、雌激素类、抗惊厥药等；孕妇患有糖尿病，孕期血糖控制不佳；孕妇有先天性心脏病家族遗传史；高龄孕妇；孕早期接受过放射性检查，居住地和工作场所有新装修情况等。

2. 哪些先天性心脏病，要在新生儿期手术

在先天性心脏病中，以下几类情况通常需要在新生儿期进行手术：①缺损较大的室间隔缺损和房间隔缺损，导致了显著的血流动力学改变，影响心脏功能或出现心衰或生长迟缓等症状；②法洛四联症、肺动脉瓣狭窄等，这类病例通常需要尽早手术，以减轻缺氧症状和避免严重的并发症；③大动脉转位是一种严重的畸形，患儿出生后需要立即进行手术；④单心腔或心脏瓣膜畸形，如肺动脉闭锁、主动脉缩窄、主动脉瓣狭窄、主动脉弓离断等。

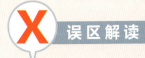

误区解读

发现胎儿心脏有问题，就该流产

这个观点错误。对于胎儿期诊断出先天性心脏病，有些轻度的如房间隔缺损和 / 或室间隔缺损，出生后有自愈的可能性，而且出生后即便不能自愈，可通过医疗技术根治，其中不乏微创治疗技术。有些复杂先天性心脏病，如法洛四联症术后也可达到正常人的生活质量及预期寿命。对于极为复杂的一些心脏畸形，如左、右心室发育不良，单心室，共同房室通道，完全性大动脉转位，肺动脉闭锁，永存动脉干，主动脉弓中断等复杂先天性心脏病，需要根据自身经济情况及患儿情况，咨询心脏外科专业医生后，根据医生对患儿手术风险及预后的详细介绍，选择是留还是流。

先天性心脏病，都要手术吗

小明出生时查体发现有心脏杂音，超声心动图显示动脉导管未闭，直径为 3mm，医生建议 3 个月后复查。小明 3 个月大时，动脉导管未闭直径缩小至 2mm，医生建议继续观察。3年来，小明生长发育良好，外表上看不出有任何异常。现在小明已 3 岁，最近复查已听不到杂音，动脉导管未闭直径不到1.5mm，心脏大小也正常，医生建议还可以继续观察。

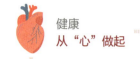

1. 有先天性心脏病，会有哪些表现

先天性心脏病的种类很多，其临床表现主要取决于畸形的大小和复杂程度。孩子出生后出现口唇青紫，呼吸时鼻翼扇动、费力，呼吸浅快等呼吸困难表现；喂养时不能连续吸奶、吃奶量少等喂养困难表现；爱哭闹，尤其在喂养时哭闹明显、大汗等表现。

大多数先天性心脏病患儿会出现反复上呼吸道感染及肺炎、生长发育差、消瘦、多汗、心悸、胸闷等症状。有些严重的先天性心脏病患儿在行走过程中出现间断蹲踞现象，在哭闹或安静状态下还可能有面色、口唇发紫。

口唇发紫是心脏结构缺陷导致静脉血混入动脉血中，造成体内缺氧。出现口唇发紫，是严重心脏病的常见表现，比如法洛四联症、肺动脉闭锁、大动脉转位等。但也有些类型的先天性心脏病宝宝口唇红润，并不表现为口唇发紫，比如室间隔缺损、房间隔缺损、动脉导管未闭等。

心脏有杂音是先天性心脏病的表现。但也有些宝宝在体检的时候，医生可以听到心脏有轻微杂音，但这种心脏杂音不一定是心脏病，对宝宝的生长发育不会有影响。这种轻微却无结构异常的心脏杂音被称为"功能性杂音"或"生理性杂音"。随着年龄增长，杂音有可能自然消失。

2. 先天性心脏病能治愈吗

除极少数无法手术及手术效果欠佳的复杂先天性心脏病，伴发多系统畸形合并遗传异常情况外，大部分先天性心脏病经过治疗都是可以痊愈的，且痊愈后生活质量、寿命和正常人一样。还有一部分简单先天性心脏病在宝宝生长发育过程中还可以自然愈合。所以建议爸爸妈妈们在专业医生的指导下，根据先天性心脏病的类型区别对待。

 知识扩展

1. 先天性心脏病，都需要手术吗

对于超声测量直径小于 5mm 的房间隔缺损，左向右的分流量通常较小，这种情况不需要治疗。对于略大于 5mm 的房间隔缺损，如果心脏无扩大，可密切随诊。若房间隔缺损较大，应遵医嘱择期治疗。

对于直径小于等于 5mm 的室间隔缺损，如果心脏无扩大，分流量通常不大，对儿童或成人的生活质量及寿命无明显影响，无需限制活动量，也不必有心理负担。可能不需要治疗，但须遵医嘱按时随诊。对于中等大小的室间隔缺损，建议在学龄前进行体外循环下的心内直视修补手术，对于位置良好的膜周部室间隔缺损可选择介入治疗。大的室间隔缺损症状往往明显，易发生器质性肺动脉高压，故必须早期进行外科手术治疗。

对于无心脏扩大和心脏杂音的细小动脉导管未闭，可不治疗，但需遵医嘱规律随诊。案例中的小明虽有动脉导管未闭，但因其细小且无杂音和心脏扩大，说明对小明没有不良影响，可进行随诊观察。

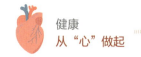
2. 先天性心脏病越早治疗越好吗

先天性心脏病没有统一的治疗时机，需要结合病变的复杂程度、对血流动力学的影响、临床症状、年龄和生长发育情况等综合评估最佳治疗时间。例如，完全性大动脉转位患者，因出生后需尽快改善缺氧状况，故应在出生后尽早实施外科手术矫治。而对于房间隔缺损，即使缺损较大，因左向右分流的压差较小，对血流动力学的影响也不显著，治疗可在学龄前甚至推迟至成年后进行。

即便是同类型的先天性心脏病，治疗时机也不尽相同，需要综合判断。例如，出生后发现的动脉导管未闭，如果动脉导管较小，患者无明显症状、无喂养困难、无反复呼吸道感染，且不影响生长发育，可遵医嘱定期进行超声心动图检查，随诊到 3 岁后，再酌情决定治疗时机，原因是较细小的动脉导管在婴幼儿期存在自然闭合的可能性。但是，如果动脉导管粗大，导致生长发育受阻、反复呼吸道感染或心功能不全等情况，则需尽早进行治疗。

误区解读

1. 有先天性心脏病，介入治疗最好

错误。先天性心脏病的治疗方法分为药物治疗、介入治疗及外科手术治疗。对于心脏结构病变相对简单的先天性心脏病，如房间隔缺损、动脉导管未闭、肺动脉瓣狭窄等，在符合介入治疗的前提下，可选择介入治疗。如果患者不符合介入治疗的适应证或存在相关的禁忌证，则同样需要选择外科手术治疗。

但介入治疗并非适用于所有先天性心脏病患者，其应用需满足

特定的适应证，并在无禁忌证的情况下进行。右向左分流型先天性心脏病因其心脏解剖结构病变较为复杂，常被称为复杂先天性心脏病，主要治疗方法为传统外科手术。

2. 先天性心脏病孩子都需要少活动

不是，需要根据病变的具体情况进行分析。例如，对于分流量较小、心脏无扩大且无临床症状的房间隔缺损、动脉导管未闭或室间隔缺损患者，他们可以正常生活并进行适度的身体活动。无论是儿童还是青少年，都可以正常参加体育课。对处于生长发育期的少年儿童，适量的体育锻炼是生长发育所需要的。此外，儿童及青少年的心理健康也是不容忽视的问题，家长和老师均需要关注先天性心脏病患儿的心理状况，鼓励他们融入正常的校园生活中，避免因为患有先天性心脏病就"一刀切"让孩子"免修体育课"。是否需要限制活动量，以及如何把握限制的程度，应当由医生给出建议。家长和老师应共同努力，既要呵护孩子的身体健康，也不能忽视他们的心理健康，确保孩子能够全面发展。

心脏"大门"破损，可微创修补

老李已经72岁了，平时身体强健，爱好户外活动如爬山和打球，但今年他开始频繁出现胸闷和气短的症状。入冬之后，老李患上了感冒，而且病情迟迟不见好转。进一步检查发现老李患有主动脉瓣重度狭窄，并且已经发展成了心衰。医生说，他这种情况可以不开胸，用介入方式换瓣。

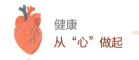
小课堂 •

1. 主动脉瓣狭窄，有什么症状

主动脉瓣是心脏瓣膜中功能最重要的瓣膜，是心脏搏出血液通往全身的闸门。如果主动脉瓣出现狭窄，心脏搏出血液受阻，一则心脏需要用更大的力量；二则心脏搏出的血液量减少，就会引起全身器官供血不足，表现为心绞痛、晕厥、呼吸困难、端坐呼吸、夜间阵发性呼吸困难等，严重的甚至引起晕厥、猝死等。有些患者可能仅表现出轻微症状，如乏力、运动耐力下降等。主动脉瓣狭窄在老年人群中发病率较高。大约有 2.5% 的老年人患有中重度的主动脉瓣狭窄。

2. 主动脉瓣反流是怎么回事

正常主动脉瓣由 3 个半月形瓣叶及对应的 3 个主动脉窦组成。每个瓣叶的基底部均呈半圆弧形悬吊于主动脉壁上，紧密对合，可有效防止血液自主动脉向左心室反流。若瓣叶关闭不全，就会有大量血液反流入左心室，加重左心室负担，导致左心室扩大和肥厚，最终发生心衰。

主动脉瓣反流若为慢性的，症状可能出现较晚，在病情发展到失代偿期才会出现心衰的相关症状，如劳累性呼吸困难，端坐呼吸、夜间阵发性呼吸困难等。如果是急性的严重主动脉瓣反流则有严重后果，常伴随突发性的严重心衰。

主动脉瓣反流的病因相较于主动脉瓣狭窄更为复杂，要根据病变的原因和程度来决定具体的治疗方案。如果是由感染等因素引起的继发性改变，应首先针对原发疾病进行治疗。早期可以通过药物治疗来缓解患者的症状和改善心脏功能。对于急性主动脉瓣反流，早期手术干预是可行的治疗方案。而对于慢性主动脉瓣反流，根据目前国内外的专家共识，应根据患者的症状、心脏功能和左心室的大小等多个因素综合考虑治疗决策。

知识扩展

主动脉瓣狭窄，怎么手术

　　主动脉瓣狭窄的手术治疗方法有很多，目前主要分为两类，一类是传统的心脏停搏外科手术，另一类就是不开胸的经导管主动脉瓣置换术，这是一种微创瓣膜置换手术，通过介入导管技术，将人工心脏瓣膜输送至主动脉瓣位置，从而完成人工瓣膜植入，恢复瓣膜功能。自 2002 年世界上第一例经导管主动脉瓣置入术应用于临床以来，该技术用于高危或无法耐受传统手术的患者，取得了良好的临床效果。目前，这种手术在国内外得到了广泛应用，不仅应用于高危患者，也适用于常规需要手术治疗的患者。但是经导管主动脉瓣置入术的瓣膜均为生物瓣膜，尚存在瓣膜耐久性的问题，因此不适合年轻患者。

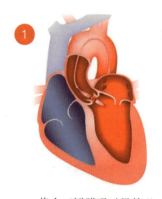
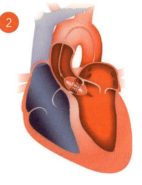
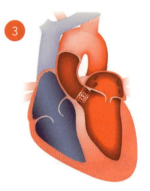

将人工瓣膜通过导管送　　　　打开人工瓣膜　　　　　　撤除导管
至主动脉瓣位置

经导管主动脉瓣置换术

　　心脏停搏外科手术包括常规的开胸手术、小切口开胸手术、胸腔镜手术等。这些手术都需要通过建立体外循环，使心脏停止跳动，以便外科医生可以打开心脏进行瓣膜的修复或置换。在经导管主动脉瓣置入术发明之前，开胸手术是治疗主动脉瓣疾病的首选方法。然而，随着年龄的增长，手术死亡率也随之增加，特别是80岁以上的老年人，由于常合并多种基础疾病，手术风险较高，很多患者无法接受传统外科治疗。

　　微创手术是一个较为笼统的概念，包含了小切口开胸、胸腔镜等传统的外科手术，也包含了经导管主动脉瓣置入术等介入性瓣膜手术。这些微创手术各有优势和局限性，适用于不同的人群，没有绝对的好坏之分。建议主动脉瓣疾病患者及时就医，与医生一起评估自身情况，选择最合适的治疗方式。

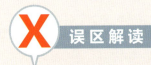

误区解读

主动脉瓣狭窄没症状，没必要手术

错误。主动脉瓣狭窄是从正常、轻度发展到重度狭窄的有很长时间无症状进展，许多患者在疾病早期并未感到不适。出现症状还不采取措施，患者的病死率会明显升高。特别是发生心衰后，平均预期生存时间仅有两年。之前认为，无症状的重度主动脉瓣狭窄若左室射血分数正常，建议每半年到一年复诊1次。但后来研究发现，几乎所有无症状的重度主动脉瓣狭窄患者，最终都需要进行手术治疗。目前认为，对于无症状的重度主动脉瓣狭窄患者，若运动试验可以诱发症状或血压下降、左室射血分数小于55%，平均压差超过60mmHg或BNP显著升高等情况时，也应手术治疗。

二尖瓣关不上，该怎么办

老段已经79岁，自年轻时便热爱体育运动，退休后依然保持锻炼习惯。近日，老段发现自己的活动耐量明显减少，稍微慢跑就会感到胸闷和呼吸困难，已经无法继续爬山和踢足球。随后老段前往医院进行了超声心动图检查，结果显示他患有二尖瓣前叶脱垂并伴有大量反流。医生建议他手术治疗。

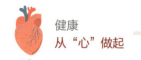

小课堂

1. 二尖瓣关闭不全的症状

二尖瓣关闭不全根据是否伴有器质性损害，可分为器质性和功能性两种。器质性通常是由二尖瓣结构的部分异常引起的，常见病因包括风湿性心脏病、感染性心内膜炎等。功能性二尖瓣关闭不全主要是指二尖瓣结构相对正常，其他原因导致关闭不全。功能性二尖瓣关闭不全可分为轻、中、重度三种，通常以轻至中度为主，重度较为少见。主要病因包括缺血性心肌病、扩张型心肌病、梗阻性肥厚型心肌病等。另外，也可根据发病时间和起病的快慢分为急性和慢性两类。慢性二尖瓣关闭不全病程较长，患者可能在多年内无明显症状，通过超声检查可发现器质性改变，长期病变可引起左心室的结构重塑。

慢性病变患者由于左心具有良好的代偿功能，可多年没有明显症状。一旦出现临床症状，表明患者已进入失代偿期，会出现疲劳、乏力、劳力性呼吸困难，以及夜间阵发性呼吸困难及端坐呼吸等症状。进一步发展的话，患者可出现体循环淤血的症状，如肝肿大、上腹胀痛、下肢水肿等。

2. 发现二尖瓣关闭不全怎么办

二尖瓣关闭不全是最为常见的心脏瓣膜疾病，75岁以上的老年人中，约有1/10患有中度至重度的二尖瓣反流。根据反流的严重程度，可分为1+（微量至少量反流），2+（少量至中量反流），3+（中至大量反流）及4+（大量反流）四种类型。对于器质性二尖瓣关闭不全来说，少量、中量反流通常不会引起左心房及左心室的扩大，患者往往没有明显症状，因此不需要手术治疗。对于中、大量反流，常会引起左心室增大，临床上可能出现活动后胸闷、气喘等症状，严重者会出现夜间阵发性呼吸困难等，此时应该考虑手术治疗，包括传统外科开胸手术，手术方式有二尖瓣修复术及二尖瓣置换术。

对于高龄或合并其他手术高危因素的患者，因传统开胸手术创伤大、术中需要体外循环且术后恢复期长，可选择经导管二尖瓣缘对缘修复术。对于功能性二尖瓣关闭不全，因为二尖瓣结构本身并无异常，无论反流程度如何，应先进行药物治疗。对于中量、大量的反流患者经过 3 ~ 6 个月规范的药物治疗后，反流往往会得到不同程度的减轻。若反流减少至 1+ 或 2+，可继续药物治疗。如果经药物治疗后反流仍为中量、大量，则可考虑行经导管二尖瓣缘对缘修复术。

 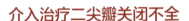 **知识扩展**

介入治疗二尖瓣关闭不全

经导管二尖瓣缘对缘修复术，目前可作为外科手术高危二尖瓣反流患者的重要治疗方式，是一种安全、有效、创伤小的治疗方式。方法是采用二尖瓣夹合装置，经股静脉或心尖途径植入，在超声及 X 线引导下使用夹合器夹住二尖瓣前、后叶的中部，使心脏在收缩期时瓣叶之间间歇减少或消失，使原本不能良好闭合的两个瓣叶对合在一起，从而消除或减少二尖瓣反流，而舒张期时二尖瓣从一个大孔变成两个小孔，并不影响二尖瓣的开放。

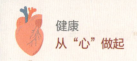
 误区解读

二尖瓣关闭反流，都能通过介入手段修复

并非所有人都适合介入治疗。对于不能耐受外科手术或存在外科手术高风险的器质性 3+ 或 4+ 二尖瓣反流患者，以及经药物治疗后仍有中至大量反流的功能性二尖瓣反流患者，介入是一种可行的治疗选择。术前需要接受经食管超声检查，以仔细评估反流的程度、反流的位置、反流宽度、二尖瓣脱垂高度、瓣环直径、是否存在瓣叶裂或穿孔等解剖情况。只有对于解剖条件适合的二尖瓣反流患者，行经导管二尖瓣缘对缘修复术才被认为是合适的。此外，对于功能性二尖瓣反流患者，还需满足左室射血分数大于 20% 及左心室收缩末径小于 70mm 的条件。

发现卵圆孔未闭，都要封堵吗

张先生，45 岁，既往身体健康。但近几个月来，他开始出现间歇性头痛、头晕和一过性视力模糊。超声心动图检查有卵圆孔未闭。头部磁共振成像发现他的左侧额叶有一个缺血灶。基于这些检查结果，医生建议张先生使用抗血小板药物（如阿司匹林）以预防血栓形成，并建议进行经皮卵圆孔封堵术。

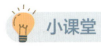

小课堂 ● ● ● ● ● ● ● ● ● ● ● ● ● ● ● ● ●

1. 卵圆孔未闭，有什么危害

卵圆孔未闭是一种先天性心脏结构异常，是在胚胎发育期间形成的生理性通道，可使血液从右心房流向左心房，以维持胎儿的血液循环。通常情况下，这个通道在婴儿出生后 1 年内应当自行闭合，如果到了 3 岁卵圆孔仍未闭合，我们就称之为卵圆孔未闭。

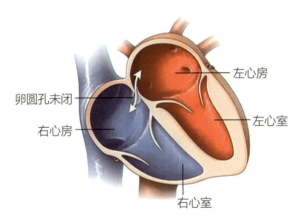

左心房

卵圆孔未闭

右心房

左心室

右心室

卵圆孔未闭

卵圆孔未闭十分常见，有 20%～25% 的成年人卵圆孔未完全闭合。通常情况下，左心房的压力高于右心房，卵圆孔未闭不会导致任何症状。对于无症状的患者，不需要立即治疗，而是定期进行超声心动图检查以监控病情变化。

但也有部分患者，当右心房的压力增高时，可能会发生静脉血从右心流入左心，这时静脉血中的微小气栓、血栓及代谢物就会进入动脉循环，被输送到全身各个器官，造成体循环栓塞，从而引起

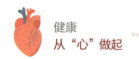

一系列的症状和并发症。如不明原因的脑梗死、偏头痛，以及伴随晕厥、暂时性失语、睡眠呼吸暂停、平卧性呼吸困难等症状的直立性低氧血症等。

2. 卵圆孔未闭，什么情况下需要封堵

微创介入封堵术，即经皮导管卵圆孔未闭封堵术，已有20余年的历史，是一种成熟、安全且经济的治疗方案，通过特制的封堵器来阻断分流。但目前，只有卵圆孔未闭相关脑梗死患者接受封堵治疗的证据最为充分。卵圆孔未闭相关脑梗死是脑梗死的一种，约占5%。若患者无动脉粥样硬化的危险因素且发生了典型的脑动脉或区域栓塞，需要判断卵圆孔未闭是否与脑梗死有因果关系，可根据矛盾性栓塞评分表进行评分，如果评分 ≥ 7，则有较大可能是卵圆孔未闭导致了脑梗死。卵圆孔未闭相关脑梗死的影像学特点为单一皮质梗死或多发小的散在病变；梗死灶位于多个血管分布的区域，也可能在同一血管区域内有多个不同时间的脑梗死灶。

矛盾性栓塞评分表

特征	分值
无高血压病史	1
无糖尿病病史	1
无脑梗死或短暂性脑缺血发作病史	1
非吸烟者	1
影像学上的皮质梗死	1
年龄 / 岁	
18 ~ 29	5

续表

特征	分值
30 ~ 39	4
40 ~ 49	3
50 ~ 59	2
60 ~ 69	1
≥ 70	0

医生根据矛盾性栓塞评分表，结合患者的病变情况，判断是否需要封堵卵圆孔。但目前建议，仅对 16 ~ 60 岁卵圆孔未闭相关脑梗死患者，建议行封堵。对于 16 岁以下的儿童和青少年，若发生卵圆孔未闭相关脑梗死，原则上不建议封堵。60 岁以上卵圆孔未闭相关脑梗死患者，总体上也不是特别积极，因为老年人本身就可能存在动脉粥样硬化性疾病，容易发生脑梗死，是否需要封堵，需要临床医生具体判断。

 知识扩展

1. 卵圆孔未闭的诊断方法

卵圆孔未闭的临床诊断通常依赖于超声心动图技术，主要包括以下几种方法。

（1）超声心动图：通过这种检查，医生可以获得心脏结构的直观图像，包括可能通过未闭卵圆孔的血流情况。

（2）经食管超声心动图：被认为是诊断卵圆孔未闭的"金标准"和首选方法。这种方法类似于在食管内放置一个"超级间谍相

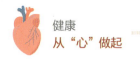
机",从心脏后方进行近距离观察,可以清晰地观察到卵圆孔未闭的存在、结构及其大小。

(3)右心声学造影:这种方法类似于向血液中"吹泡泡",通过观察这些气泡是否从右心房通过未闭的卵圆孔"溜"到左心房,来判断是否存在分流。这种方法可以清晰地显示分流的大小及方向,从而帮助判断心内分流及肺内分流的情况。

(4)经颅多普勒超声声学造影:这个过程就像是对脑部进行"水流探秘",根据微气泡出现的时机和数量,医生可以评估卵圆孔未闭的存在及其可能的严重程度。经颅多普勒超声声学造影为医生提供了一个观察脑部血流动态的窗口,帮助他们判断是否存在卵圆孔未闭,以及其他可能导致脑梗死的风险因素。

2. 偏头痛合并卵圆孔未闭,封堵术不作为常规手段

偏头痛是一种常见的神经系统疾病,特点是反复发作的单侧中重度搏动性头痛,常伴有恶心、呕吐、畏光和恐声等症状。有卵圆孔未闭者偏头痛发生率是正常人的 5.13 倍,表明卵圆孔未闭可能与偏头痛有关。但对于偏头痛,主要应采用药物和改善生活方式。如果患者有偏头痛但没有卵圆孔未闭相关脑梗死,不建议常规封堵。严重影响生活、药物治疗效果差的患者,可考虑封堵治疗。

误区解读

有卵圆孔未闭,一定要进行封堵

发现卵圆孔未闭,并不意味着一定要进行封堵手术。大多数卵圆孔未闭患者无症状,一般不需要治疗,只需定期观察即可。对于

发生不明原因的脑梗死患者，要注意，如果同时存在高血压、糖尿病、吸烟、肥胖和高脂血症等危险因素，不能称为不明原因的脑梗死。发现卵圆孔未闭，又发生了脑梗死，可根据上表来判断是否与卵圆孔未闭有关。对于明确诊断的偏头痛，封堵未闭的卵圆孔也不是首选的治疗方式，应在神经科医生的指导下，首选药物及生活方式的改善。若药物控制不佳且影响生活质量时，可选择封堵卵圆孔。

答案：1. C；2. A；3. ×

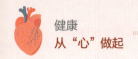
健康知识小擂台

单选题：

1. 与先天性心脏病的发生风险增加有关的情况是（　　）

　　A. 妊娠期间适当的身体活动

　　B. 妊娠期间均衡饮食

　　C. 妊娠前三个月病毒感染

　　D. 妊娠期间定期进行产前检查

2. 心脏承受压力最大的瓣膜是（　　）

　　A. 主动脉瓣　　　　　　　B. 二尖瓣

　　C. 肺动脉瓣　　　　　　　D. 三尖瓣

判断题：

3. 发现卵圆孔未闭，就一定要做封堵手术。（　　）

结构性心脏病：
介入治疗显身手
自测题

（答案见上页）

心脏相关疾病：
联动危机

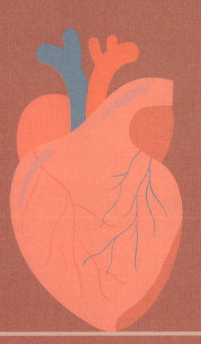

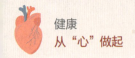

心肾代谢综合征，是将肥胖、糖尿病、慢性肾脏病和心血管疾病整合为一种的全身性疾病，其核心表现为代谢异常（如糖尿病、肥胖）、心脑血管疾病（如冠心病、脑卒中）和肾脏疾病（如出现蛋白尿、肾功能下降）。这一概念的提出，标志着从"单一疾病治疗"向"多器官共病整体干预"的转变，本章介绍心脏相关疾病，使大家了解联动危机，对保持健康具有重要指导意义。

心肾不分家

老张，男性，50 岁，患高血压和糖尿病已有 10 余年。2 年前发现尿中泡沫增多，下肢偶有水肿，肌酐水平偏高。最近 1 周水肿加重，感胸闷和气短。到医院被诊断了一堆病，包括心衰、冠心病、糖尿病肾病、肾性贫血、慢性肾脏病矿物质骨代谢紊乱等。本以为还"挺健康"的老张，心脏和肾脏同时"突然"出现了问题。

 小课堂 ● ● ● ● ● ● ● ● ● ● ● ● ● ● ● ●

1. 慢性肾脏病的定义和分期

慢性肾脏病是指持续超过 3 个月的肾脏结构或功能异常。肾功能用肾小球滤过率（GFR）衡量，通常通过公式用肌酐和 / 或胱抑素 C 计算，即估算的肾小球滤过率（eGFR）。若 eGFR 低于 60ml/（min·1.73m^2），被认为是肾功能异常。

肾脏结构损伤的标志包括白蛋白尿、尿沉渣异常、肾小管病变表现、影像学异常、组织学异常，以及肾移植病史。其中，GFR和微量白蛋白尿最为重要，它们也是慢性肾脏病分期的关键指标。白蛋白尿常用尿蛋白肌酐比值（UACR）来衡量，UACR超过30mg/g可诊断为白蛋白尿。根据GFR和白蛋白尿水平，慢性肾脏病被分为G1～5期和A1～3期。分期越高，患者发展至终末期肾病（俗称尿毒症）、发生心血管疾病及死亡的风险也越大。

2. 慢性肾脏病与心血管疾病"狼狈为奸"

慢性肾脏病与心血管疾病之间存在许多共同的危险因素、发病机制及并发症，且慢性肾脏病所致的并发症和毒素血症可促进心血管疾病的发生和发展，所以慢性肾脏病患者中心血管疾病的发病率较高，且随分期的增加而上升，如高血压、冠心病、心衰、房颤等。慢性肾脏病的存在还会影响心血管疾病的诊断、治疗及预后。反之，心血管疾病也会影响慢性肾脏病的进展和治疗，是慢性肾脏病患者最重要的死亡原因。

 知识扩展

1. 有慢性肾脏病，心血管疾病症状不典型但更重

以冠心病为例，在中重度慢性肾脏病患者中，冠心病更多以心肌梗死的形式起病，尤其是非ST段抬高的心肌梗死，且这些患者更多地表现为呼吸困难及疲劳，而典型的胸痛症状相对少见。此外，即使无急性心肌缺血，心肌损伤的标志物如肌钙蛋白也可能高于正常水平。因此，诊断急性心肌梗死时，需依靠这些标志物的动

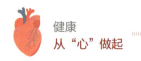

态变化并结合其他临床表现。在慢性肾脏病患者中，冠状动脉的病变往往更为广泛和严重。

2. 有慢性肾脏病，治疗有什么特殊之处

在慢性肾脏病患者中，若已有肾功能异常，心血管病的治疗有以下特殊性：①治疗难度增加、疗效可能不如普通人；②循证医学证据不足，尤其是在慢性肾脏病 G4～5 期，许多心血管治疗方法缺乏充分证据；③需对药物剂量进行调整，甚至停用，尤其是那些通过肾脏排泄或可导致肾功能异常的药物，如心血管介入治疗中常用的含碘对比剂可致急性肾损伤；④要兼顾肾病及其并发症的治疗。

 误区解读

1. 无症状，表明慢性肾脏病不严重

很多患者即使肾病病情严重，也可能没有明显症状，所以制订诊疗计划不应仅依赖于症状，而应基于肾病的病因和/或病理，如肾功能状况及并发症等情况。治疗方案包括改善生活方式（如戒烟限酒、保持规律的作息等）、饮食控制（确保充足的热量摄入、适当限制蛋白的摄入等）、积极治疗病因或控制危险因素（如控制血压、血糖、血脂等）、使用降尿蛋白的药物、积极纠正并发症、防治心血管疾病等。此外，定期的复查和随诊也是必不可少的。

2. 症状好转后可以停药

不一定。无论是慢性肾脏病还是心血管疾病，若症状有所改善，对症治疗的药物可逐渐减量甚至停用，如利尿剂。但用于二级预防或防止疾病进展的药物一般需要长期应用，除非出现明显的副作用，如用于降低尿蛋白和降脂的药物。需要注意的是，只有少数心血管药物可能会引起肾损害，大部分可以长期使用。

有些脑梗死，源于心脏病

　　李大爷，70岁，5年前曾发生过心肌梗死。一天清晨，他突然感到左手无力，话也说不清楚。紧急送往医院，经 CT 扫描，判断是脑梗死，医生立即在 3 小时内给予静脉溶栓治疗。病情稳定后，医生告诉他，要去心内科继续治疗。因为之前的心肌梗死面积已经变大了，除有室壁瘤外，还有心衰，这次脑梗死是心脏血栓掉下来引起的，还要抗凝和抗心衰治疗。

 小课堂

1. 心脏病，为啥可致脑梗死

心源性卒中，是一种因心脏问题引发的脑血管疾病。它占缺血性卒中病例的 20%～30%。该病发生时，心脏内的栓子（如血块）从心脏脱落，随血液流动至脑部动脉，导致脑动脉栓塞，进而引发脑功能障碍。

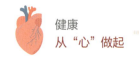
心源性卒中常见病因包括房颤、心脏瓣膜病、心内膜炎、心衰等。相比其他类型卒中，心源性卒中病因更为复杂，病情更重，预后较差。预防措施重点在于对高风险群体进行有效管理，如房颤患者需接受抗凝治疗以减少血栓形成。及时诊断与针对性治疗对改善患者预后至关重要。

2. 哪些心脏病，可导致脑梗死

多种心脏疾病可导致脑梗死。其中，房颤最常见，左心耳中的血栓，脱落可随血液堵住脑血管。案例中李大爷心肌梗死后心脏扩大，出现室壁瘤、心衰，血栓也易在心室内形成。心脏瓣膜疾病，如风湿性心脏病或人工瓣膜置换后的并发症，以及某些先天性心脏病也可增加脑梗风险。感染性心内膜炎时，心脏内层的感染性赘生物可脱落成为栓子。若有这些心脏疾病，应采取相应预防措施如抗凝治疗、手术及改善心脏功能，以预防脑梗死。

知识扩展

1. 脑梗死的原因有哪些

脑梗死，是一种因脑部血液供应中断而导致脑组织缺血、坏死的疾病。其病因复杂多样，除上述的心源性栓塞外，动脉粥样硬化可导致管腔狭窄，或斑块破裂血栓形成堵住脑血管，是最常见的脑梗死原因；小血管闭塞，影响脑内微循环，常见于高血压或糖尿病患者；其他血管病变，如血管炎、血管畸形、夹层等也可致病。此外，血液高凝状态、遗传性凝血障碍、长期吸烟、酗酒、肥胖、缺乏运动及某些药物滥用均是不容忽视的危险因素。及时治疗基础疾病，纠正危险因素和采取健康生活方式，对于预防脑梗死至关重要。

2. 青年人也会发生脑梗死

青年人脑梗死，虽不如老年人常见，但心脏问题依然是不容忽视的原因之一。其中，心脏结构异常，如卵圆孔未闭是原因之一，静脉系统的小栓子绕过肺循环直接进入动脉系统，进而栓塞脑血管。青年时期的房颤虽较少见，但随着不健康生活方式和心血管危险因素的流行，其发生率正逐渐上升，成为心源性卒中不可忽视的原因。另外，感染性心内膜炎在年轻人中虽较罕见，但心脏中的细菌性栓子一旦发生，也可导致脑梗死。

 误区解读

轻微的脑梗死不需要吃药治疗

短暂脑缺血发作，是指眼突然看不见东西，或出现肢体动作失灵等，但症状持续较短，可几分钟、十几分钟至数小时，不经治疗可自然缓解，常反复发作，一天数次或数天发作一次不等，俗称小中风。尽管短暂脑缺血发作可能症状不明显，但它反映脑血管出现了阻塞，潜藏脑功能进一步受损的风险。因此，此类患者也需要药物治疗和住院观察，适当的治疗和管理可以预防病情恶化，预防可能发生的大中风。此类患者常伴有高血压、糖尿病、高血脂等基础疾病，而使用降压药、降糖药、调脂药等可有效纠正危险因素，也有显著预防脑卒中的效果。

不同病因导致的脑梗死，其治疗方法和重点各异。如果是动脉

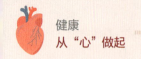
粥样硬化导致，治疗可能侧重于控制血压、血脂；若为心源性栓塞，则需针对心脏疾病进行治疗，如治疗心衰和房颤。

糖尿病和心脏病是"兄弟"

老唐今年 72 岁，是一名有着 20 多年"糖龄"的患者，并有多年的高血压病史，心电图显示轻度的心肌缺血。不久前，老唐忙活了大半天的家务，准备了丰盛的晚餐，在享用美食和酒水后情绪很好。然而，在半夜时分，已经深睡了的老唐突然大喊，随即老伴发现老唐已经没有了呼吸和心跳，不幸离世。

 小课堂 ● ● ● ● ● ● ● ● ● ● ● ● ● ● ●

1. 糖尿病，也会影响心脏

糖尿病本身不可怕，可怕的是并发症，持续的高血糖状态，可导致全身各个系统出现病症。当出现并发症时，如果患者不重视，一旦控制不好，轻者致残，严重的话会导致死亡！每位患者都要重视预防并发症，因为其危害比糖尿病本身严重得多，是导致患者致残、致死的主要因素。糖尿病患者心肌梗死的病死率比正常人高出 6 倍，心肌梗死后心衰的发生率比正常人高 2 倍。即使没有冠心病，在 10 年内发生心肌梗死的风险也超过 20%，与没有糖尿病的心肌梗死患者相比 10 年内复发风险相似。

2. 预防心血管疾病，要综合管理

对糖尿病患者来说，糖尿病相关知识是疾病治疗的前提，仅靠医生单方面努力，很难取得较好的疗效。掌握相关知识可以提升治疗的效果以及自我管理的能力和质量。

生活方式管理是预防疾病的关键。健康饮食、戒烟、限酒、合理运动和体重控制对糖尿病患者来说非常重要。相关预防研究证实，有效的生活干预不仅可以预防糖尿病，而且可以减少心脑血管事件，延长寿命。

除生活方式外，血糖、血压及血脂的全面改善，是糖尿病患者预防心血管疾病的基石。在多数情况下，药物治疗需要联合应用，扬长避短。当糖尿病患者的血压持续升高 ≥ 130/80mmHg 时，应接受降压治疗，降压目标为 130/80mmHg 以下。降低胆固醇治疗也尤其重要，应根据不同情况用药。对于已合并动脉粥样硬化性心血管疾病的糖尿病患者，建议用药使 LDL-C 比基线降低 ≥ 50%，并使 LDL-C 低于 1.4mmol/L。

新型降糖药物长效胰高糖素样肽 -1 受体激动剂（GLP-1RA，如司美格鲁肽、利拉鲁肽等）可改善血压、血糖和血脂，还可有效减轻体重；降糖药物钠 - 葡萄糖协同转运蛋白 2（SGLT-2）抑制剂（如恩格列净、达格列净等）也可调节血压、血脂及血糖，有预防心血管疾病的作用。

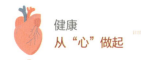
 知识扩展

糖尿病患者心血管疾病症状较不典型

老唐的案例就是通常所说的心源性猝死。老唐有长期的糖尿病病史和高血压病史，有比较高的心血管疾病患病风险。心电图上显示的轻度缺血未必就是"轻度"，有时可能是严重的缺血而在心电图上没有表现出来。病程长、心血管危险因素多、糖尿病并发症多的患者特别容易发生这类猝死事件，也更容易发生心肌梗死。

心脏的搏动受心脏自主神经的调控，但有 20%~40% 的糖尿病患者合并自主神经病变，尤其是心血管自主神经病变。糖尿病神经病变可引起无痛性心肌梗死和猝死，是糖尿病患者死亡率增加的一个重要原因。

没有糖尿病的冠心病患者，一旦出现心肌的严重缺血，会感到胸痛、憋气等症状，临床上称为心绞痛，这种疼痛会迫使患者停止活动，从而缓解了心肌缺血。然而，糖尿病患者出现神经病变，对心肌缺血引起的痛觉缺失，因此当患者心肌缺血严重时，患者依然没有感觉，最终导致心肌梗死甚至死亡。

 误区解读

糖尿病患者仅需控糖

不正确。部分糖尿病患者往往认为糖尿病仅仅是血糖升高，缺乏对疾病的整体认识，这种认识误区导致他们只关注血糖的变化和降糖药物的应用，而忽略了血压、血脂以及其他代谢因素和体重的管理。表现为在实际生活当中只服用降糖药物，而很少服用降脂药物，即使服用了，也很少关注血脂是否达标。这种对糖尿病的片面认识极大程度上影响了糖尿病的管理。科学认识糖尿病，重视对多个危险因素的综合管理，重视体重的控制以及生活方式和心理健康的科学管理，对于改善糖尿病患者的预后、提高生活质量和预防糖尿病导致的心脏疾病均非常重要。

答案：1. B；2. B；3. ×

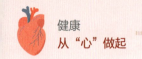

健康知识小擂台

单选题：

1. 心源性卒中的最常见原因是（　　）

　　A. 高血压　　　　　　　　B. 房颤

　　C. 动脉粥样硬化　　　　　D. 脑血管畸形

2. 糖尿病患者主要死亡原因是（　　）

　　A. 肾功能衰竭　　　　　　B. 心脑血管疾病

　　C. 酮症酸中毒　　　　　　D. 呼吸衰竭

判断题：

3. 糖尿病患者控制血糖对于预防心脏病最为重要，其他
　 因素相对次要。（　　）

心脏相关疾病：
联动危机自测题
（答案见上页）

心脏病
预防和康复

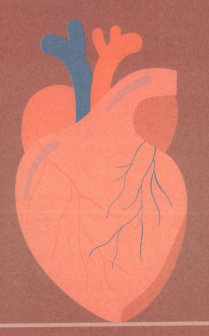

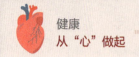
本章全面探讨了心脏病的预防、康复及相关健康生活方式的重要性，强调了预防心脏病的三个层级：零级预防、一级预防和二级预防，并指出通过健康饮食、运动等措施可有效预防心血管疾病。也说明了心脏康复的重要性，包括提高心肺适能、降低心血管事件再发风险等目标。还讲述了心理因素对心脏健康的影响，以及睡眠不足对心脏健康的危害。

心脏病，能预防吗

蔡先生 54 岁，是一名工程师，经常吸烟、喝"大酒"，且缺乏运动，父亲 45 岁曾患心肌梗死。近期，蔡先生体检时血压已达到 160/90mmHg，空腹血糖 12mmol/L。医生告诉他，再不注意预防，他发生心肌梗死或脑梗死的可能性很高。

 小课堂

1. 心血管疾病，怎么预防

预防心脏病已经有了坚实的理论基础，预防主要分为三个层级，分别是零级预防、一级预防和二级预防，也叫三条防线。

零级预防是指预防心血管疾病的危险因素，如预防"三高"、减重、戒烟等，而不是在出现"三高"后才施加干预。零级预防是针对所有人进行的预防措施，比如全社会推广健康饮食，推动全民运动，控制环境污染，在公众场合禁止吸烟等。

一级预防是预防心血管疾病发病，针对的是有"三高"的人，包括生活方式改变和药物治疗。因为这些人发生心肌梗死等冠心病的风险较高，但是需要进行一定的筛查，如测量血压、血糖等。

二级预防是防复发，是指已经发生了冠心病、脑梗死的患者，需要采取措施预防复发。因为对于已发生心肌梗死、脑梗死、接受了支架或搭桥的患者，其再次发作的风险明显升高。每 6 个冠心病和每 7 个脑梗死患者中，就有 1 人在一年内复发。二级预防包括生活方式干预、药物治疗以及心脏康复。

案例中的蔡先生患有高血脂、高血糖，加上他的吸烟和饮酒习惯，因此，他发生冠心病的风险非常高，所以他需采取行动，预防心血管疾病。

2. 从治病到防病，医学的巨大进步

与之前相比，现代医学的理论大厦可谓有了天翻地覆的变化。以前我们经常说医生的职责是"治病救人"，现在其实已经改变为"防病救人"了，其核心是预测。如果从疾病的发展阶段来看，分为了三个阶段，为病前、病中和病后。得病前，我们要预测谁会得病，对于危险性最高者，我们给予的措施应该最强；危险性低者，相对的措施就会减弱。病中，我们采取最有效的治疗措施；病后，重点考虑的仍然是预防疾病的复发。其中，医生一方面关注症状的改善，但更关注哪些措施能够预防疾病的复发。比如硝酸酯类药物，大家所熟知的硝酸甘油就是这类药物，虽然能够缓解症状，但并不能减少疾病的复发；有些药物，比如降低胆固醇的他汀类药物，虽然对缓解症状没有任何作用，但依然需要长期使用。

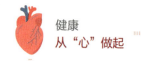
 知识扩展

心血管疾病也"传染"

俗话说，不是一家人，不进一家门，是指夫妻两人的脾气、作风往往都差不多，志趣也比较相投。在心血管疾病方面，夫妻尽管没有遗传关系，但由于共享环境、遵循相似的生活方式，很可能有相似的心血管危险因素。因此，针对夫妻双方的共同改善健康的行为，可能比针对个人的干预更有效，比如鼓励夫妻一起规律进行身体活动和控制体重。一人有问题，也建议对配偶定期进行筛查。我国有一项调查了 5 000 多对 45 岁以上中国夫妇的研究提示，配偶如有心脏病，自己患心脏病的风险至少增倍，男士尤甚。

 误区解读

父母有心血管疾病，子女一定会有

心血管疾病与遗传有一定的关系，但不是绝对的。心血管疾病的发生是遗传和环境因素共同作用的结果。遗传因素可能决定了个体对心血管疾病的易感性，这意味着某些人可能由于遗传背景而更易受到不利环境因素的影响，但这并不代表心血管疾病是不可避免的。不健康的生活方式，包括不良的饮食习惯、吸烟和过量饮酒等，对心血管疾病的发生有着更为直接和显著的影响。个人的生活方式具有很大的可塑性，通过采取预防措施、治疗及医学干预，可以有效地降低患病的风险。越来越多的研究发现，即使携带有心血管疾病基因，坚持健康的生活方式，可以削弱甚至消除某些坏基因对健康的不良影响。

心脏病风险，可以算出来

老赵 48 岁，吸烟，有糖尿病和高血压。偶尔会感到心脏不适，尤其是在爬楼梯或进行剧烈运动时会出现胸闷和心率过快的症状。他去医院看病，做平板运动试验显示正常，LDL-C 为 3.2mmol/L，血压 150/84mmHg。医生说他已经是高危人群。需要服用他汀类药物，预防心血管疾病。

 小课堂

1. 什么是危险因素

危险因素就是对心脑血管疾病发生和发展起到促进作用的因素。一个人身上存在的危险因素越多，罹患心血管疾病的可能性就越大。目前我们发现心脑血管疾病的危险因素有很多，有些危险因素是我们无法人为改变和控制的。比如年龄增长，研究发现，随着年龄的增长，患心血管疾病的风险在不断升高，55 岁以后每增加 10 岁，脑卒中的风险就增加 1 倍；家族史也是心血管疾病的危险因素，如果父亲在 55 岁之前或是母亲在 65 岁之前患有冠心病或脑卒中，那么患心脑血管疾患的危险将比没有家族史的人大大增加；男性患心脏病的可能性也要高于女性。除了上述这些不可控制的危险因素外，心脑血管疾病还有很多可控制的危险因素，比如高血压、高血脂、糖尿病、肥胖、吸烟等。

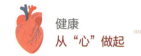
2. 如何科学"算命"

人们对于"算命"这样的事情总是乐此不疲，通过使用预测模型计算一个人的发病危险，更为科学。风险评估，就是预测发生心血管疾病的风险，即可能性，是预防心血管疾病的关键措施。这些评估通常基于个体的生理、生化指标以及生活习惯等因素，涉及生活方式的评估、血压、血糖和血脂水平的检测。除了10年风险预测，还有终生风险预测。

常见的预测模型包括性别、年龄、现居住地（城市或农村）、地域（北方或南方，以长江为界）、腰围、总胆固醇、HDL-C、当前血压水平、是否服用降压药、是否患有糖尿病、现在是否吸烟，是否有心血管疾病家族史。如果10年心血管疾病发病风险大于等于10.0%，可视为心血管疾病高危人群；发病风险为5.0%～9.9%可视为中危人群；小于5.0%为低危人群。

 知 识 扩 展

心血管疾病危险因素，是会叠加的

"三高"和吸烟、肥胖、缺乏运动、不良饮食习惯、精神压力大等因素也都是心血管疾病的危险因素。这些危险因素之所以常常叠加，主要是因为它们都有相似的生物学机制和病理途径，我们称之为"共同土壤"学说。遗传因素和生活方式可以促使多种危险因素共存。环境因素（如空气污染）和社会经济状况（如教育水平和收入水平）可能影响人的健康行为。长期的精神压力、焦虑和抑郁等心理社会因素也可能同时影响血压、血糖和胆固醇水平。因此，

"三高"常常共存。而且当多种危险因素叠加存在时，风险会相互增强，成倍增加。

 误区解读

没有"三高"，就不会有心血管疾病

这个观念不对。心血管疾病的危险因素并不只有"三高"，还有肥胖、吸烟、高龄等；此外，对于年轻人血糖、血脂异常但未达到诊断糖尿病、高血压的水平时，其实根据公式计算，风险也已经明显升高。如果一个人即使各个主要危险因素水平轻微升高，收缩压 120～139mmHg，舒张压 80～89mmHg，不吸烟没有糖尿病，其心血管疾病终生风险也已经远高于所有危险因素均为理想水平者，但由此产生的心血管疾病风险的差距用 10 年的观察时间可能还不能发现，随着时间的进一步延长，差距才逐渐加大。还有，现在有研究也发现紧张压力大、每日水果和蔬菜摄入不足和缺少运动也明确与心肌梗死的发生有关。

心脏康复，为何很重要

赵先生是一名程序员，今年 40 岁，长期久坐，还吸烟，1 年前因每日熬夜加班，突发剧烈胸痛，确诊为急性心肌梗死，并急诊接受了支架治疗。出院时，医生建议他去康复科就诊，接受规范的康复治疗。他自觉没有症状了，工作还很忙，就没

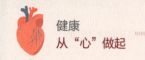

在意。半年后，他自觉体力仍没有明显恢复。复诊时医生提醒，他的乏力有可能与没有接受规范的康复有关。

 小课堂

1. 心脏康复的目标

心脏康复，旨在通过一系列综合医疗手段，使患者全面恢复健康，提升生活质量，预防心血管疾病"卷土重来"，具体目标如下。

（1）增强心肺功能：借助适度运动与针对性训练，让心脏的泵血能力更出色，助力患者尽快找回最佳体力，让心肺功能满血复活。如选择散步、慢跑、骑自行车这类低强度、长时间的有氧运动，长期坚持，体内血红蛋白数量会增加，心肺功能也能得到增强。

（2）降低心血管疾病复发风险：严格管控心血管疾病的危险因素，像血压、血脂、血糖等指标，将它们维持在正常范围，从而有效降低患者再次遭遇心血管意外的可能性。

（3）减缓疾病发展：通过心脏康复，能减缓动脉粥样硬化的进展，避免病情进一步恶化。

（4）关注心理健康，提升社会适应能力：疾病常伴随心理问题，如焦虑、抑郁等。心脏康复能帮助患者更好地应对这些负面情绪，重新适应社会生活。

（5）提升生活质量，迈向长期健康：身心状态双双改善，患者生活质量自然水涨船高，能更自如地参与日常活动，融入社会，逐步养成长期健康的生活方式。

2. 心脏康复包含哪些内容

心脏康复就像给心脏来一场全方位的"保养"，让心脏重新活力满满。首先是了解"健康状况"。医生会评估心脏功能、疾病状态、心血管危险因素等，就像侦探寻找线索一样，找出心脏可能存在的问题和目前的功能状态，为后续制定个性化的康复计划提供依据，并对发现的问题进行规范的药物治疗。

其次是开启心脏的"锻炼模式"。运动是心脏康复的关键一环，但可不是盲目乱动。有氧运动像快走、慢跑、游泳等，能增强心肺功能，提高耐力；力量训练用哑铃、弹力带等器械，增强肌肉力量，减轻心脏负担，如同给心脏"减负"；柔韧性训练如拉伸、太极拳，能提高关节灵活性，预防运动损伤。运动时要遵循安全原则，根据自身情况控制强度和时间。

最后是注重生活方式的改善。健康饮食，戒烟限酒，减少心血管疾病风险；保证充足睡眠，避免熬夜，让心脏"好好休息"；还要进行心理调节，缓解焦虑、抑郁等不良情绪，比如通过冥想、心理咨询，让心脏"心情愉悦"。

总之，心脏康复就是从多个角度呵护心脏，让它健康"运转"。

 知识扩展

1. 什么是心肺适能

心肺适能是指个人的肺脏与心脏，从空气中提取氧气并将其输送到组织细胞加以使用的能力，是个人的心脏、肺脏、血管与组织细胞的有氧能力指标，也是心血管事件和全因死亡的强预测因素。

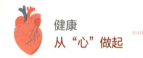
美国心脏协会建议将心肺适能作为除血压、呼吸、脉搏、体温外的"第五大生命体征"，因此良好的心肺适能意味着个体能够更持久地进行运动且不易感到疲劳，同时在日常工作中也能保持更长时间和更高的效率。相反，心肺适能较差，不仅容易疲劳和精神萎靡不振，还增加患心血管疾病的风险。

2. 如何提高心肺适能

（1）运动方式：有氧运动可以使运动者维持最佳的心肺适能。凡是有节奏、全身性、长时间且强度不太高的运动都是理想的有氧运动，像快走、慢跑、有氧舞蹈、跳绳、上下楼梯、游泳、骑自行车等运动都有助于提高心肺适能。

（2）运动频率：建议每周进行至少三次到五次的有氧运动。

（3）运动强度：进行有氧运动时，适度的强度应控制在最大心率的60%～80%之间。运动时感觉有点喘，但还能够正常交谈，可以作为判断运动强度的依据。

（4）运动持续时间：在适当的运动强度下，每次运动应持续20～50分钟。

（5）渐进原则：开始进行有氧运动来改善心肺适能时，应依据个人的健康状况和体能水平选择合适的运动，而后逐渐增加运动的时间与强度。

误区解读

支架手术是一劳永逸治疗方法，别的不用在意

这个观点错误。案例中，赵先生为什么在心脏支架术后仍有乏力的症状，难道做完支架后定期复查还不够吗？许多像赵先生这样的急性心肌梗死患者，可能会误以为心脏支架手术是一劳永逸的解决方案，从而忽视了术后康复的重要性。这种疏忽可能导致心血管疾病的复发。有的患者甚至错误地认为只吃药，术后应该避免运动才能更好地恢复。

其实，心脏康复能够帮助患者在原有心脏病或其他疾病的限制下，提高心脏功能，改善生活品质，早日回归生活与职场，并且让患者了解自己身体面临的问题，参与健康自主管理，降低再次发病的风险。建议所有心血管疾病患者都应前往医院接受专业的康复评估，以明确当前的健康问题，学习如何安全地进行运动，如何调整饮食结构，以及如何应对工作和生活中的压力，以便更好地控制相关危险因素并全面恢复健康。

运动是良药

程先生，40 岁，体检发现其身体质量指数 $25.5kg/m^2$，空腹血糖为 6.3mmol/L、血压为 141/85mmHg。他的父亲在 55 岁时被确诊为冠心病。医生考虑他为糖尿病前期、超重，并已有高血压。医生建议，目前他可不吃药，可通过健康饮食、加强运动的方式降压。程先生每天都走一万步，但三个月后，血压和血糖却一点都没降。

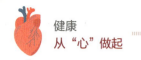

 小课堂

1. 走路算运动吗

走路属于身体活动，还不能算运动。身体活动是任何由骨骼肌产生、需要消耗能量的活动。身体活动和运动有一定的不同。运动是指需要有计划、有针对性和重复的身体活动，目的是改善心肺功能，提高身体活动能力。从这一个角度看，单靠走路来降压和降糖或许不一定够。想通过运动治病，应考虑到频率、强度、持续时间、类型等。要想血压下降，需要每天将活动替换为相对强的身体运动，建议每周 5 天至少 30 分钟的中等强度有氧运动，或每周 3 天至少 20 分钟高强度有氧运动。

2. 什么是体适能

体适能一词源于美国，又名体能（physical fitness），体适能反映身体的整体健康状况，是指身体各部位或各系统对突发状况的应变能力，包括的范围较广，如速度、反应、耐力、肌力、平衡性、柔软性、协调性和敏捷性等。体适能好的人生活中完成日常工作之余，不仅不会感到过度疲劳，而且还能有足够的精力和体力去享受休闲娱乐活动，以及应对突发状况的能力。体适能可预测心血管死亡风险，与已确定的危险因素（如吸烟、高血压、高胆固醇和糖尿病）一样，如果体适能不好，寿命就会缩短。

体适能可大致分为以下 5 个方面：①心肺适能，指人体进行长时间有氧运动的能力；②肌肉适能，指机体依靠肌肉收缩克服或对抗阻力从而维持身体的运动能力；③柔韧适能，指人体在运动过程中完成大幅度动作的能力；④敏捷与动态平衡适能，指快速移动身体和改变方向的能力，以及在移动过程中保持身体姿势稳定的能力；⑤身体成分，指构成人体的各种组织和器官的总成分及其相对比例。

 知识扩展

1. 有高血压，运动该注意什么

高血压患者每周进行 5～7 天，每次至少 30 分钟的中等强度有氧运动，血压可平均降低 7/5mmHg。因此，对于血压控制良好的患者，建议每周进行 2～3 次肌肉强化活动，以及中等或高强度的有氧运动（每周 5～7 天，每次至少 30 分钟），以降低血压和心血管疾病风险。

对于血压控制不佳（160/100mmHg）的患者，应在血压得到有效控制后考虑进行运动。力量锻炼可能会产生明显的升压效应，尤其是肌肉收缩期间屏气会导致血压大幅升高，因此不建议心血管疾病风险较高的患者进行高强度的力量运动，如铁饼、标枪、铅球和举重等。等长运动如靠墙蹲、平板支撑等，也有一定的降压效果，甚至与有氧运动相当。

2. 运动后的注意事项

运动后应进行放松和拉伸活动，以预防肌肉僵硬和酸痛，促进身体放松和恢复，重点关注对主要运动肌肉群的拉伸。运动过程中往往会出汗，所以运动结束后应及时补充水分，可以选择饮用电解质饮料，以同时补充流失的水分和电解质。适量摄入碳水化合物和蛋白质可促进肌肉恢复。保证充足的睡眠时间和良好的睡眠质量对

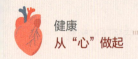
于运动后的恢复同样重要。若身体出现明显的疲劳感，应适当降低运动的强度和频率，避免运动过度；若有明显疼痛或受伤现象，应及时寻求医疗帮助。

 误区解读

运动强度越大越好

这种观点是错误的。科学的运动需要循序渐进，应从低强度开始，逐渐增加运动量和强度，使身体能够逐步适应。运动计划应根据每个人的情况个性化定制。运动过度不仅会导致身体过度疲劳，免疫力下降，长期的高强度运动还可能引发肌肉、关节和骨骼的损伤，反而不利于身体健康。所以，运动应当适度和科学，追求高强度并不总是带来最佳效果，只有合理的运动才能提高健康水平。

有氧运动有益心脏

张阿姨62岁了，有高血压，爬楼梯后感到胸闷不适，来医院冠状动脉造影显示血管有70%的狭窄，还没有必要放支架，医生让她吃抗动脉粥样硬化的药物，并去心脏康复科就诊。心脏康复科医生告诉她，对她而言，最好的运动是有氧运动，但建议她来康复中心在监测下运动。

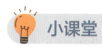 小课堂

1. 什么是有氧运动

有氧运动，顾名思义，是指在运动过程中，人体吸入的氧气与需求大致相等，从而达到生理上的平衡状态。有些人可能以为，一边运动一边呼吸就叫有氧运动，运动时屏住呼吸的就是无氧运动。其实，运动不同，身体也会调整模式以适应需求。一般来讲，在氧气充分供应的情况下的活动叫有氧运动，在无氧供应状态下的运动称为无氧运动。

有氧运动通常是重复的、有节奏的，涉及大的肌肉群，如快走、跑步、骑车、划船、游泳、跳绳、舞蹈、爬山，此外几乎所有的球类活动都可以算作有氧运动。有氧运动可持续 10 分钟甚至1 小时以上，肌肉在此过程中对抗的是较轻的阻力。与之相对的是力量训练，其特点是阻力大、每组训练时间短，且需要休息后才能进行下一组训练。力量训练主要针对肌肉骨骼系统，而有氧运动则重点训练心肺系统，因此有氧运动也可以被称为心肺耐力训练。

2. 有氧运动的益处

有氧运动由于消耗更多的氧气，所以会感觉呼吸加快，刺激呼吸系统和心血管系统更加努力地工作。当这种刺激满足一定的时长后，会让心肺系统产生适应性的生理变化，提高工作效率和耐受更高强度的活动。

目前国内外的心血管疾病指南一致建议，运动为主的心脏康复应作为最高推荐等级的治疗方式。有氧运动能改善冠状动脉循环和

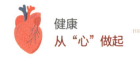

微循环，显著延缓心血管疾病的进展、降低心血管疾病的病死率、提高患者的生活质量，延长患者寿命。此外，还能降低血压、血脂和内脏脂肪，改善糖耐量，减少全身性炎症等。

3. 有氧运动训练的原则

为何要让张阿姨来康复中心在监测下运动呢？这是因为首先要保证安全，毕竟她有 70% 左右的冠状动脉狭窄，另外，有氧训练的强度也需要达到一定的阈值，机体的生理系统才能产生适应性，才有获益。但每个人达到自己合适的阈值不一样，取决于个人平时的运动习惯和心肺功能水平。例如，对于习惯久坐不动的老年人而言，快走可能就足以达到刺激阈值，而对于有运动习惯的人群，则需要更高强度的跑步才能进一步改善生理机能。经过一段时间的训练后，生理系统的指标会趋于平稳，需要增加训练负荷才能继续提升生理机能。这就是运动训练中的渐进超负荷原则。

 知识扩展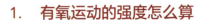

1. 有氧运动的强度怎么算

运动强度与健康获益之间存在明确的量效关系。根据超负荷原则，低强度的有氧运动无法刺激最大摄氧量等生理指标的改善。因此，推荐大多数成年人进行中等或以上强度的有氧运动，而健康状态较差的人可以从低到中等强度的有氧运动开始，逐步训练。

有氧运动的强度可以分为低、中、高三类，这可以根据运动时的心率来衡量，运动强度越大，心率越快。此外，还可以使用主观疲劳程度量表通过主观用力程度来确定强度区间。

心率储备和目标心率可用于评价运动强度，心率储备＝最大心率－静息心率。心率储备的百分比通常用于设定训练中的目标心率，目标心率＝（心率储备 × 目标强度百分数）＋静息心率，或应用最大心率的标准化百分比来计算。中等强度的运动，目标心率区间通常是 40% ～ 59% 的心率储备。最大心率常用"220 － 年龄（岁）"来计算，但对于老年人、平时缺乏运动、房颤和服用药物的冠心病患者，建议靠症状和主观疲劳程度量表评估来设定运动强度。建议运动时感觉"有点困难"（评分为 12 ～ 14 分），作为适宜的运动强度。

主观疲劳程度量表

评分 / 分	主观疲劳程度
6	安静, 不费力
7	极其轻松
8	
9	很轻松
10	轻松
11	
12	有点困难

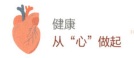
续表

评分 / 分	主观疲劳程度
13	
	有点困难
14	
15	困难
16	
17	非常困难
18	
19	极其困难
20	精疲力竭

2. 怎么选择有氧运动

在选择有氧运动形式时，需要考虑到多个因素，包括运动目标、心肺功能、肌肉骨骼健康状况、个人兴趣喜好、日程安排、环境条件以及可用的运动器材和设施等。基本原则就是在保障安全的前提下，让运动的获益最大，并尽可能长期坚持。鼓励采取多样化的有氧运动，以减少导致某些部位过度使用造成的伤害。对大部分人来说，快走和有氧健身操是很好的运动形式，不需要太多运动技巧、场地要求相对简单，运动的时间和强度也可以根据具体情况灵活调整。

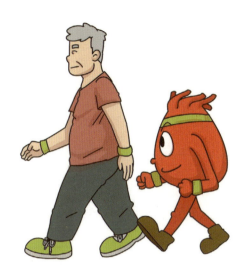

快步走是很好的运动形式

 误区解读

有氧运动一段时间就行了，没必要坚持

　　这个观点错误。身体能够适应运动量的增加，也同样能够适应运动量的减少。生理机能的退化取决于体力活动量的减少程度。如果停止运动两周，肌肉力量和心肺耐力都会明显下降。因此为了维持原有的生理水平，需要每周进行一定频率的训练，并将运动作为长期坚持的生活习惯。世界卫生组织建议每周进行 150～300 分钟的中等强度有氧训练，或 75～150 分钟的高强度有氧训练，也可以是中等和高强度运动的组合。

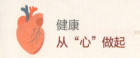

力量训练不可或缺

72岁的王先生因心衰住院治疗后病情得到缓解，他平时偏瘦，身高175cm，体重才54kg，身体质量指数还不到18kg/m²，医生建议加强营养，在常规治疗的基础上增加运动锻炼，除低强度的健步走外还需要增加力量训练。

 小课堂 • • • • • • • • • • • • • • • •

1. 力量训练的益处

对于不运动的成年人，随年龄增长，肌肉量每十年会减少3% ~ 8%，静息代谢率降低，脂肪也随之增加。力量训练可以刺激肌肉，有助于维持肌肉量，增加基础代谢率。10周的力量训练，就可使瘦体重增加1.4kg，静息代谢率增加7%，使脂肪减少1.8kg。力量训练还有利于增强骨密度，预防和控制2型糖尿病，降低血压和LDL-C等，对心血管有益。此外，力量训练还能改善认知功能，提高自尊心和自信心。

2. 如何开展力量训练

在开始力量训练之前，应评估运动风险、关节活动度和肌力等情况，选择适宜的训练方式。训练前充分做好准备活动，选择适宜的运动强度、频率及持续时间，并注意组间间歇时间。建议从较轻重量开始，并逐渐增加至适合自己的重量，不要在运动之初就设定太高的目标，循序渐进，避免过度训练和疼痛。每周对主要肌群进行 2 ~ 3 次的训练，同一肌群的训练应至少间隔 48 小时。注意训练过程中的感受，若有不适，应立即停止。注意训练的均衡性，不要过度锻炼某一肌群而忽略其他部位。在训练结束后，进行放松活动，以缓解肌肉酸痛并促进恢复。力量训练的方法很多，按照肌肉的工作方式可以分为静力性训练（如扎马步、双杠直角支撑等）和动力性训练（如引体向上、深蹲等）。也可利用哑铃、弹力带等各类器材进行训练。

3. 力量训练的强度怎么算

抗阻运动的强度通常以 1 次最大重复负荷（RM）的百分比来界定。1 RM 代表以正确的动作只能完成 1 次的最大阻力值。低于 1 RM 20% 的抗阻运动常被视为有氧运动，当负荷超过 1 RM 的 20% 时，肌肉收缩时会对肌肉毛细血管产生压迫导致缺氧刺激，会有一定的训练效果。在 1 RM 30% ~ 50% 范围内的中等强度抗阻运动，可用于提升肌肉耐力。1 RM 50% ~ 70% 的高强度抗阻运动，更适合用于增强肌肉质量和力量。

力量训练计划建议

运动频率	每周每个大肌群进行 2 ~ 3 次训练
运动方式	可选择俯卧挺身、仰卧起坐、深蹲、蹬腿、小腿弯举、卧推、硬拉等运动,可通过自身体重或使用多种抗阻器材,几种运动相结合
运动量	初学者建议以 60% ~ 70%1 RM 间歇训练锻炼力量 有经验的力量训练者建议以 80%1 RM 锻炼力量 老年人建议以 40% ~ 50%1 RM 为起始强度锻炼力量 以 < 50%1 RM 锻炼肌肉耐力
进阶	建议根据个人情况逐步增加阻力和 / 或每组重复次数,和 / 或逐渐增加频率

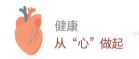
 知识扩展

1. 力量训练的安全要点

在开始力量训练前，务必进行充分的热身，以确保肌肉、韧带、关节、心血管系统得到"预热"。要注意选择适宜的运动强度，不要盲目追求大重量。当出现疼痛时，说明运动强度过大，应降低负荷。掌握正确的呼吸技巧，避免在训练中屏气，保持呼吸的自然流畅。训练中保持精神集中，时刻关注自身状态，一旦感到不适，应立刻停止训练。若存在健康问题，应在医生评估并同意后，再进行力量训练。

2. 老年人该怎么力量训练

老年人进行力量训练时应注意温和且安全。训练前应进行热身，可选择慢步走、原地踏步、立位手触地等。良好的上身力量可以帮助老年人独立完成日常任务，如散步、转身、提重物等，无需依赖他人。为增强上身力量，老年人可进行推墙俯卧撑和肱三头肌撑体等练习。下肢力量的训练，如坐站和脚尖站立等练习，有利于预防或减轻髋关节和膝关节问题，降低跌倒和受伤的风险。核心力量的锻炼，如反向卷腹、臀桥，可为身体提供稳定的支撑，帮助老年人更好地完成日常活动。在训练过程中，如果出现头晕或任何不适，应立即停止练习。

误区解读

1. 大重量才有效果

很多人错误地认为，训练时使用的重量越大，效果就越显著，而小重量训练起不到作用。事实上，每个人体质不同，力量训练时重量的选择也应因人而异，而不是一味追求重量。正确的做法是，找到适合自己的重量，随着能力的提升逐步增加训练重量。若训练负荷超出自己的承受能力，不仅不会带来好的锻炼效果，反而会增加受伤的风险，得不偿失。

2. 力量训练不适合老年人

不正确。许多老年人因为年纪大或身体虚弱而拒绝进行力量训练，认为力量训练不适合他们。然而，有研究表明，即使是 75 岁以上的老年人，在经过仅仅几个月的力量训练后，身体无力感可减少 45%。因此，老年人不仅不应回避力量训练，而且应当积极主动地进行合理的力量训练。力量训练不仅有助于强化骨骼力量、降低骨质疏松风险，可以有效预防跌倒，还有利于提升生活自理能力，减少对他人的依赖，更好地融入社会。

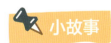 **小故事**　　**杠铃的发明**

杠铃是人们最早发明的进行力量训练的器材之一，它由一根长的金属杆和两端的配重组成。早期的杠铃使用球体作为配重，这些球体可以帮助杠铃保持平衡，并且能够通过向球体内部填充沙子或铅弹来调整杠铃的重量。后来，杠铃在奥运会上的出现使其在举重

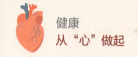
界声名鹊起，并为大众所熟知。随着健身运动的普及，杠铃也逐渐成为大众健身的重要器械。

有些胸闷，为何要看心理科

张阿姨59岁，5年前因有胸闷症状，心电图上有ST段下移和T波低平，初步诊断为心肌缺血、冠心病，但冠状动脉造影正常，被诊断为微血管心绞痛，治疗后仍然有胸闷，经过到处走访治疗，仍然很痛苦。心内科医生建议其去心理科就诊，被诊断为重度抑郁。治疗后，张阿姨恢复了正常生活。

 小课堂

1. 有些心脏症状，可能由心理因素导致

焦虑可能会导致心悸、气短、胸闷、胸痛、出汗、颤抖、头晕、头疼等症状，而抑郁可能引起精力体力下降、食欲减退，以及睡眠障碍等多种躯体症状。这些心理状态的影响不可忽视，因为它们不仅影响心理健康，还可能对心脏健康产生实质性的影响。

2. 心理不健康，心血管疾病风险高

心理健康与心血管疾病及其风险之间存在明确的关联，而改善心理健康状况能预防心血管疾病。具体来说，如果一个人长期压力大，其心血管疾病风险可能增加约40%；孤独和社交隔离可能会使风险增加50%；创伤后应激障碍（PTSD）的患者风险增加61%；长期愤怒的情绪也会增加心血管疾病的风险，并且愤怒强度越大，

心肌梗死的风险越高。焦虑和抑郁的危害更大，不仅会增加患心血管疾病的风险，还能增加死亡风险。情绪激动时，人的血管收缩、血压升高，导致冠状动脉斑块破裂，可引发心肌梗死或猝死。前文也讲过"心碎综合征"，亦是如此。

 知识扩展

1. 三问法，看看是否有心理问题

可以通过三问帮助自己来判断是否存在心理问题：①是否睡眠不好，已经明显影响白天的精神状态，或需要用药；②是否心烦不安，对以前感兴趣的事情失去兴趣；③是否多次检查，都未能确定器质性心血管疾病。如果 3 个问题中有 2 个回答是，有 80% 的可能存在心理问题。

2. 如何减压

①定期锻炼，培养一项喜爱的运动。②维持健康的饮食习惯。③培养良好的睡眠习惯，学习并实践睡眠认知行为治疗的原则。④减少并尽量避免烟酒等物质的使用。⑤晒晒太阳，接触大自然，享受小动物的陪伴。⑥实践正念冥想，关注当下，觉察并接纳自己的情绪。⑦寻找合适的情绪宣泄渠道，允许自己表达悲伤，例如哭泣。⑧尝试记录或描绘自己的情绪，或通过任何艺术形式进行表达。⑨多参加让自己感到快乐的活动。

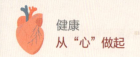
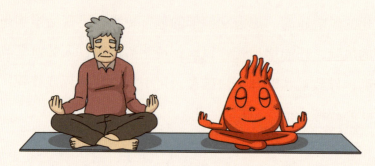

正念冥想

 误区解读

精神有问题才去看心理科

这个观点错误。在面对因为胸闷、气短、胸痛的患者时，当不能找到原因或不能充分解释时，医生也会考虑是否有心理健康问题，比如有没有焦虑、惊恐和／或抑郁引起的躯体症状。尤其是已经做了充分的检查和评估，如果医生认为症状并非由于心脏病所致，尤其当症状与压力或情绪变化相关时，可能会怀疑心理问题。在这种情况下，医生会建议您去精神心理科就诊。此时并不是怀疑您有"精神病"，而是为了排查、解决问题。

睡不好，心脏受影响

孙先生，47 岁，体型肥胖，有超过 10 年的睡眠打鼾史。近 3 年来，他的打鼾及白天嗜睡症状有所加重，多次反复就诊症状未得到改善。此外，他还出现了记忆力减退、夜间频繁觉醒、睡眠片段化、多梦和怪梦等情况。在医院健康管理中心进行体检时，经过健康生活方式问卷了解了上述详细情况后，医生建议他进行动态睡眠呼吸监测，以进一步评估他的睡眠状况和呼吸问题。

 小课堂

1. 睡眠不足有何危害

睡眠充足是保持健康的核心要素，与经常运动、健康饮食同等重要。有越来越多的证据显示，人的健康情况同睡眠质量息息相关。一些特殊的睡眠疾病，如睡眠呼吸暂停综合征，会导致高血压和心脏病。睡不够也与肥胖、糖尿病、心脏病有关。一项研究发现，连续 3 天睡眠时间不足 5 个小时的人，就会有头痛、胃部不适及关节疼痛；睡眠时间不足 5 小时的人驾车，其危害堪比酒驾；睡眠时间少于 4 个小时，交通事故发生风险增加 11 倍。

2. 如何获得更好的睡眠

无论是健康人群还是心血管疾病患者，都应确保充足优质的睡眠。

（1）适宜的睡眠时长。过多或过少的睡眠均不利于心脏健康，一般来说，成年人的理想睡眠时间应为每晚 7～8 小时。

（2）营造舒适的睡眠环境。确保卧室安静、凉爽、黑暗且舒适。使用舒适的床垫、枕头和床单。

（3）建立放松的睡前习惯。在睡前 1～2 小时内，应避免使用电子设备，如手机、电脑和电视。可以选择一些放松的活动，如读书、听轻音乐、洗温水澡或进行冥想等，以助身心放松。

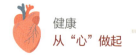

（4）适度运动。适度的体育锻炼可以改善睡眠质量。但确保在锻炼后至少有几小时的休息，以使身体有足够的时间恢复和放松。

（5）建立规律的睡眠时间表。尽量保持每天固定的睡眠和起床时间，包括周末。避免在休息日养成"晚上不睡、白天不起"的不良习惯。

如果长期存在睡眠问题，一定前往权威医院的相关科室进行全面检查，以便及早接受治疗，避免滥用药物。

 知 识 扩 展

睡不好，可能是生了病

实际上，目前已被发现的睡眠疾病大约有 90 多种。我们可以将这些疾病大致分为以下 3 大类：① "睡不着的"疾病，失眠症、下肢不宁综合征；② "睡不醒的"疾病，发作性睡病；③ "睡不好的"疾病，睡眠呼吸障碍、睡眠相关运动障碍、睡眠相关癫痫。

 误区解读

1. 白天能睡着，所以不缺睡眠

错误。白天能睡着反映了睡眠不足，可能是由于熬夜，也可能是由于糟糕的睡眠环境，或存在失眠、睡眠呼吸暂停综合征、嗜睡症等疾病或某种潜在的疾病，还可能是由于药物的不良反应。

2. 喝酒有助于睡眠

这个观点错误。很多长期失眠的人靠酒精助眠，实属掩耳盗铃，只会让失眠越来越严重。各种相关实验得出的结论是，饮酒对于睡眠和健康是有百害而无一利。不论酒精含量多少，都会引起后半段睡眠质量下降和睡眠中断，容易半夜睡眠中断和早醒，快速眼动睡眠的碎片化和时长严重不足，导致第二天记忆力显著下降。同时因为睡眠时长不足，导致整体睡眠质量严重下降。

心脏不喜欢胖

> 李女士，48岁，身高149cm，体重73kg，其身体质量指数为32.9kg/m^2，属于重度肥胖。她曾在10年前因患"气管炎"而长期服用激素类药物，导致体重持续增加。尽管她已停用激素多年，并反复尝试通过控制饮食和药物治疗来减轻体重，但体重依旧未能恢复至正常水平。

 小课堂

1. 超重和肥胖的定义

身体质量指数是衡量体重情况的一个简单指标，计算公式为：身体质量指数 = 体重（kg）/ 身高（m）^{2}。我国将超重定义为体重指数在 24 ~ 28kg/m^2 之间，肥胖定义为体重指数达到或超过28kg/m^2。

腰围和腰臀比是衡量腹部脂肪含量的便捷且有效的指标，与健康风险紧密相关，因此在评估肥胖时被广泛采用。腰臀比的计算方

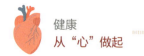

法为：腰臀比 = 腰围（cm）/ 臀围（cm）。成人中心型肥胖的标准为：男性腰围大于等于 90cm，女性腰围大于等于 85cm，或无论男性还是女性，腰臀比超过 1.0。

2. 超重和肥胖对心血管疾病的影响

肥胖是一种复杂的、病程逐渐进展的慢性疾病，它不仅影响形体美，还可能导致血脂异常、2 型糖尿病和高血压等心血管危险因素。肥胖本身就能独立于其他危险因素，加速心血管疾病的进展并增加心血管疾病发病风险。与正常体重人群相比，超重和肥胖人群发生心脑血管病风险分别增加了 19% 和 36%。随着身体质量指数的增加，心肌梗死、脑梗死和脑出血风险也呈现上升趋势。

3. 如何健康减重

首先，饮食管理是体重管理的基石，可以考虑轻断食模式。轻断食模式也被称为间歇性断食，例如"5+2"断食法，即在每周 7 天中，有 5 天正常饮食，其他 2 天摄入日常所需能量的 25%。另外，可以考虑营养代餐模式。营养代餐需要符合相应的规范和标准，能够满足营养需要，其可以分成代餐食品以及部分代餐食品。

为了达到减肥目标，运动管理必须与饮食控制相结合。为了保证足够的运动时间，运动强度不必过大，一般保持中等以下的有氧运动强度即可；如果体重过大，走路或跑步存在困难时，可以先尝试蹬车、游泳等运动；如果有家人或朋友的结伴运动，更容易保持足够的运动时间，从而提高减肥效果。

若生活方式干预 3～6 个月内体重下降未达到至少 5%，并且存在相关并发症，可以考虑应用药物治疗。我国临床获准应用的减肥药主要是奥利司他。对于合并 2 型糖尿病的肥胖患者，可以应用司美格鲁肽等药物。这些药物对超重或肥胖人群体重管理效果较好。减重手术能有效降低死亡率，提高生活质量。由于减重手术具有专业性，详细情况需咨询专业医生。

 知识扩展

肥胖，为何易致糖尿病

肥胖者体内存在着一种特殊的病理状态，称为胰岛素抵抗。胰岛素是人体内最主要的降血糖激素。人进食后将大量的糖分吸收入血，通过血液循环运往全身各处。只有依靠胰岛素，血糖才能进入细胞，被人体利用。在肥胖者体内，葡萄糖转运机制发生了很多问题，导致血液中的葡萄糖就很难进入细胞，这就是胰岛素抵抗。肥胖早期胰岛素分泌功能虽然正常，但是由于胰岛素抵抗，胰岛素作用的效率下降了。为了克服胰岛素抵抗，胰腺会大量合成胰岛素，造成胰岛素水平明显高于普通人，这就是高胰岛素血症。肥胖早期还可以勉强通过高胰岛素血症来勉强把血糖维持在正常范围，但可能由于过度工作，胰腺合成胰岛素的功能渐渐衰竭，胰岛素生成的量不足以把血糖降低到正常范围，于是出现了糖尿病。

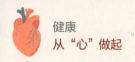
 误区解读

吃素就能减肥

错误。素食指以植物性食物组成的膳食，如仅食用蔬菜、水果、坚果等。相比之下，荤食是以动物性食物为主的膳食，如食用鸡肉、鸭肉、鱼肉等。虽然吃素在预防和治疗 2 型糖尿病、高血压和肥胖症等方面有一定效果，但如果素食者的饮食搭配不合理，或摄入的总热量超过了身体活动消耗的能量，那么体重仍然不会下降。因此，即使选择了素食，也要注意应控制总热量摄入；科学搭配素食，确保营养均衡，避免过量摄入高糖分或高油脂的植物性食物；增加身体活动，提高能量消耗，帮助实现能量负平衡，从而促进体重下降。

健康饮食，健康心脏

李先生今年 42 岁，担任 IT 公司中层管理职务。由于长时间伏案工作，他很少喝水，熬夜成为常态，饮食极不规律，经常在外应酬，饮食油腻且伴有吸烟饮酒。不久前，李先生在体检时发现肥胖、血脂异常、血压和血糖偏高，医生建议他要注意饮食，同时加强运动。

小课堂

1. 饮食多样化

没有一种食物可提供全部所需的营养，饮食必须包括多种新鲜的、富有营养的食物。建议多种食物组合的饮食。每日应该吃大量新鲜水果和蔬菜，适当摄入肉、鱼、蛋、奶。尽可能选择全谷物，如未加工的玉米、小米、燕麦、小麦和糙米，其富含膳食纤维，饱腹感更强。选择生蔬菜、未添加盐的坚果和新鲜水果作为正餐之间的零食。不吃高糖、高脂、高盐食品。

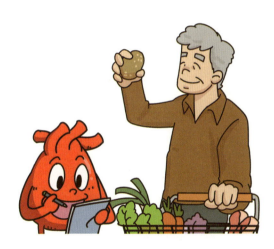

健康饮食

2. 少吃精制米面

长期过多食用精制米面，易导致肥胖、血糖升高和胰岛素抵抗，增加动脉粥样硬化的风险。此外，这类食物还能激活炎症反应、促使血压升高，损害血管内皮功能，增加心脏负荷。相比之下，全谷物及豆类食物富含可溶性和不可溶性膳食纤维，能有效调

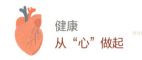

节血脂，促进肠道健康，减少炎症反应。除了富含膳食纤维，全谷物和豆类还含有植物化学物（如植物甾醇），这些物质具有抗血栓形成、调节血压和血糖的作用，还能通过减少胆固醇在小肠的吸收和运输而降低血脂水平。

3. 适当增加水果摄入，补充维生素和矿物质

水果是维生素 C、钾、膳食纤维及多种抗氧化剂的重要来源，摄入不足会增加患冠心病、高血压等疾病的风险。水果中的钾作为人体必需的矿物质，对维持心脏功能、调节体液平衡、协助神经运作及肌肉收缩等方面至关重要。但过量食用水果易致血糖迅速升高，过多的果糖转化为脂肪储存，从而增加肥胖的风险。建议成年人每天摄入 200～350g 水果。在两餐之间食用水果，有助于血糖平稳。不建议空腹食用水果，或以水果代替正餐。优先选择天然、新鲜、应季的完整水果，而不是果汁或昂贵的加工水果。蔬菜和水果每日均要摄入，彼此不能替代，只有这样，才能有效调控血压，保护心脏健康。

 知识扩展

1. 减脂"妙招"

严格控制动物脂肪的摄入，如肥肉、动物皮及内脏；用天然调味品代替部分油脂；不粘锅、喷油壶等厨具可减少食用油使用量；每日坚果食用量控制在 10～15g 以内；优先选择蒸、煮、拌等健康烹饪方式，少吃或不吃油炸食品，制做汤或炖菜时直接将肉类食材放入锅中，无需额外加油。在外就餐或选择外卖时，尽量选择分

量小且口味清淡的食物。

2. 粗、细粮搭配食用

单一食用精米白面，或完全改食粗杂粮，均不利长久健康。糙米、燕麦、黑豆等粗杂粮富含膳食纤维，B 族维生素，镁、硒、锌等矿物质，虽然营养价值高，但过量食用可导致消化困难，加重胃肠负担。相比之下，细粮虽易消化、口感好，但不利于血糖和体重控制。因此，粗细粮搭配食用，可以达到口感、胃肠耐受性与营养的均衡。膳食纤维增加饱腹感，有助于体重管理，促进肠道微生态健康，延缓餐后血糖上升速度，同时也有助于降低胆固醇水平，改善血压。

误区解读

1. 多吃蛋白，少吃主食，能预防心脏病

此说法错误。这种观点忽略了营养的复杂性及其与心脏健康之间的相互作用。心脏健康并非通过增加蛋白质和减少主食实现。过量摄入蛋白质会加重肾脏负担；同时摄入较多红瘦肉类高蛋白，可能增加心脏病风险。虽然过量摄入精制主食确实会增加冠心病的风险，但如果主食摄入太少，蛋白质就会"扮演"主食角色为身体供能，造成蛋白质浪费。合理搭配粗粮和细粮的主食富含膳食纤维，有助于降低胆固醇水平，其中的矿物质可减少氧化应激反应，对心脏有保护作用。保护心脏健康在于整体饮食的质量。多样化的均衡饮食才能带来长期的健康收益，而非单一营养素的过量摄入。

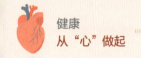

2. 要多吃橄榄油，不要吃动物油

此说法错误，只看到橄榄油对人体的益处，却未考虑到过多摄入仍会带来健康风险。这种说法忽视了其他植物油的价值，同时也片面地否定了动物油。橄榄油富含 n-9 系列单不饱和脂肪酸，可帮助降低"坏胆固醇"水平，减少冠心病风险，但过量食用仍有血脂升高的风险，因此推荐适量食用。此外，不同的植物油具有各自的营养特点。摄入适当比例的 n-6 系列多不饱和脂肪酸，如玉米油和花生油，与 n-3 系列多不饱和脂肪酸的鱼油、亚麻籽油，可以降低心脏病风险。尽管动物性饱和脂肪酸的摄入应严格加以限制，但它对于维持体温和保护内脏等也有积极作用。因此，在控制油脂摄入总量的基础上，建议交替选择不同植物油，控制动物油的摄入量，避免反式脂肪酸的摄入，使脂肪来源均衡和多样，以维护身体健康。

吸烟伤心脏

老陈今年 60 岁，有长期吸烟的习惯，平均每天 1 包烟，近日因身体不适前往医院进行检查，结果诊断出患有心血管疾病。医生在了解了他的生活方式后，建议他戒烟。尽管老陈也清楚吸烟的危害，但他一直以为吸烟仅对呼吸系统有影响，没想到也会损害心血管健康。

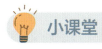 小课堂

1. 烟草中的有害物质多多

烟草的烟雾中含有多种化学物质，其中主要的有害成分有尼古丁、焦油、一氧化碳、胺类、酚类、烷烃、醇类、多环芳烃、氮氧化合物、重金属元素（如镍和镉）等。这些化学物质是造成吸烟者成瘾和健康损害的罪魁祸首。其中一部分物质是烟叶本身所含的化学成分及其裂解产物，如尼古丁和一氧化碳等；另一部分则来源于烟草的种植环境及生产过程中使用的物资，比如土壤中的重金属和农药残留等。

2. 吸烟的危害

吸烟会导致心率加快、血管收缩、血压升高、引发炎症、损害血管内皮功能、降低 HDL-C 水平，从而增加患动脉粥样硬化、冠心病、脑卒中和高血压等疾病的风险。吸烟量越大、吸烟年限越长，患 2 型糖尿病的风险也越高。吸烟也显著提高了患呼吸系统疾病的风险，如慢性阻塞性肺疾病、支气管哮喘等。吸烟还会增加恶性肿瘤的发病风险，如肺癌，口腔和口咽部恶性肿瘤，喉癌，膀胱癌，宫颈癌等。另外，吸烟还可能加速记忆力的衰退和认知功能的下降。

3. 如何戒烟

要明确吸烟的危害和戒烟的益处，了解可能遇到的戒烟阻碍，记下激励你戒烟的最重要原因，以加强戒烟的动力。先记录一周内的吸烟行为，了解自己的吸烟习惯，并据此制订戒烟计划并同时做好心理建设；设定一个戒烟日期，并营造有助于戒烟的环境。告诉

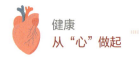
亲朋好友你的戒烟决定，争取他们的鼓励与支持，并签署戒烟承诺书。当烟瘾强烈时，可通过喝水、做一些事情转移注意力或延迟点烟动作等来减轻烟瘾。若偶尔复吸，不必过分担忧，应分析原因并制订对策。戒烟重在坚持，需持之以恒，必要时可寻求戒烟门诊的帮助。

 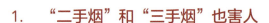

知识扩展

1. "二手烟"和"三手烟"也害人

"二手烟"，也称为被动吸烟，暴露于"二手烟"，同样可导致慢性阻塞性肺疾病、哮喘等呼吸系统疾病，还可能增加患肺癌、冠心病和脑卒中等疾病的风险。

"三手烟"是指烟草烟雾吸附在衣服、家具、地毯、墙壁甚至头发和皮肤等表面的残留物，这些残留物能持续存在数天至数月，持续危害健康。"三手烟"中亦含有多种致癌化合物，可通过皮肤接触或呼吸吸入等方式进入人体，儿童更易受到"三手烟"的危害。

2. 为什么戒烟困难

您是否听说过烟草依赖？烟草依赖是一种由反复摄入尼古丁引起的慢性且易于复发的疾病，它是决定戒烟成败的重要因素。吸烟成瘾和戒烟困难大多是尼古丁在作怪。烟草中的尼古丁通过影响大脑，刺激神经细胞释放多巴胺，带来愉悦感。一旦尼古丁被身体代谢完毕，体内的多巴胺就会迅速下降，促使烟民不断摄入尼古丁，从而形成烟草依赖。另外，心理和社会因素也会导致心理上的成瘾，比如吸烟行为的"社交工具"属性，掏烟、点烟的习惯动作。这些都导致了烟瘾难戒。

 误区解读

1. 戒烟会导致身体不适，损害健康

这是一种对生理反应的误解。一些人在戒烟后可能会变得烦躁、消沉、注意力难以集中、失眠、发胖等，这可能会让人误以为健康受损。然而，这只是典型的戒断症状，并不是健康受到影响。这些症状一般在戒烟后的前14天最为强烈，随后会逐渐减轻，大多数戒断症状在大约一个月后就会不复存在。戒烟过程中虽然可能会出现戒断症状，但它们只是暂时的，必要时可寻求医生帮助。只要坚持下去，戒烟就能够取得成功。

2. 背着孩子抽烟就不会影响到孩子

错误。很多人都了解"一手烟"和"二手烟"的危害，因此会在吸烟时选择避开孩子，比如去阳台或厕所等地方。然而，他们往往忽略了"三手烟"的存在。这些残留在衣物、墙壁、地毯、窗帘、皮革、家具，甚至头发和皮肤等表面的烟草烟雾残留物，同样对人体健康有很大的危害。"三手烟"会随着时间不断累积，想要彻底去除，需要定期对受污染的表面进行彻底清洁。

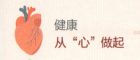
虚弱，是一种病

73 岁的张阿姨体型瘦弱，平时活动很少。与同龄人相比，她走得比较慢。她体重不足 45kg，还发现自己的双腿越来越细。到医院进行检查后，她被诊断为肌少症，同时还发现了冠心病、心功能不全等问题。

 小课堂 ● ● ● ● ● ● ● ● ● ● ●

1. 老年人虚弱有何表现

当家中老年人出现体重减轻、力量下降、容易疲劳、步速减慢，以及经常跌倒时，我们应提高警惕，因为这些身体迹象表明老年人可能正处于虚弱状态。此外，虚弱状态往往还伴随着肌肉量的流失、认知能力的下降、血红蛋白和白蛋白减少等症状。

2. 虚弱状态和心血管疾病"狼狈为奸"

老年人存在虚弱状态，不仅运动能力降低，跌倒和骨折风险增加，也容易患心血管疾病。虚弱会限制身体活动，进一步导致活动减少，增加了久坐行为，也提高了心血管疾病患病风险。心血管疾病患者心脏功能受损，也会让体力下降、乏力，又促进了虚弱。心脏病和虚弱二者相互影响，狼狈为奸，让患者处于不利的境地。

3. 虚弱的早期筛查、预防及干预

虚弱状态是一个动态且可能逆转的过程。通过积极参与体育锻

炼、药物治疗、改善认知能力、强化营养等措施，可以预防甚至逆转虚弱状态。首先需要识别虚弱或虚弱前期的迹象，并对危险因素进行筛查。若出现以下五项指标中的三项：体重减轻、严重疲劳、低水平体力活动、步速减慢、握力低，则被判定为虚弱；符合一至两项，则为虚弱前期。

也应该积极寻找虚弱的危险因素，干预可改变的危险因素，以预防或延缓虚弱的进展。肥胖、吸烟、酗酒、缺乏运动、营养不良、缺少社会支持、服用多种药物、认知功能差、抑郁等都会引起衰弱。针对已有的危险因素，采取综合性的干预策略，以延缓老年人身体机能的衰退，预防心血管疾病，提高其生活质量。

 知识扩展

1. 老年人的营养干预目标

能量：老年人能量推荐目标量为每日每千克体重 20～30kcal，低体重老年人按照实际体重的 120% 计算，而肥胖老年人应按照理想体重来计算。

蛋白质：对于肾功能正常的老年人，建议的蛋白质目标量为每日每千克体重 1.0～1.5g，其中至少 50% 应为优质蛋白，如鱼、瘦肉、牛奶、蛋类、豆类及豆制品。

碳水化合物：推荐碳水化合物摄入量占总能量的 50%～65%。

脂肪：推荐脂肪摄入量不超过总能量摄入的 35%，且饱和脂肪酸的摄入量应小于总能量的 10%，多不饱和脂肪酸的摄入量应占总

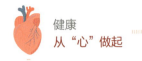

能量的 6% ~ 11%。

膳食纤维：推荐的每日摄入量为 25 ~ 30g。

老年心血管疾病患者营养干预总体原则是食物多样化，平衡膳食；总能量摄入与身体活动要平衡，提倡低脂肪、低饱和脂肪膳食，即膳食中脂肪供能比应小于 30%，其中饱和脂肪酸所占能量不超过总能量的 10%；每日烹调油用量控制在 20 ~ 30g，膳食胆固醇摄入量不宜超过每日 300mg，每日食盐摄入量不宜超过 6g，同时保证每天摄入足量新鲜蔬菜（400 ~ 500g）和水果（200 ~ 400g）。

2. 虚弱老年人的运动建议

有氧运动：包括散步、固定踏车、体操、太极拳、八段锦等。建议每日保持适量活动。初始阶段可采取短时间、高频次的方式，每次运动从 10 分钟开始，随后根据身体耐受逐渐增加时间。

力量训练：使用小哑铃、弹力带等工具作为阻力。动作模式尽量功能化，模仿生活中的推、拉、提、举、压等动作。选择的阻力不宜过大，以感到轻微吃力为宜。循序渐进地增加阻力、组数和每组次数。

拉伸训练：使用动态拉伸、静态拉伸或瑜伽等方式，直至肌肉产生紧绷感。拉伸部位应包含全身主要的大关节，如肩、肘、腕、髋、膝、踝、脊椎关节等。总拉伸时间应超过 10 分钟。

平衡训练：包括单脚站立、单脚拾物、侧向走、足跟行走、足尖行走等，建议每周至少训练 3 天。尤其是对于跌倒高危的老年患者，应强调平衡训练；从低强度开始，缓慢减少支撑面、尝试闭眼或在软垫上练习以增加强度。

运动禁忌：新发心肌梗死、新发心电图改变、Ⅱ度及以上房室传导阻滞、急性心衰、不稳定心绞痛、无法控制的高血压、严重主动脉瓣狭窄、慢性病急性发作期等应避免运动。

 误 区 解 读

"有钱难买老来瘦"

错误。"有钱难买老来瘦"的说法在民间广为流传，很多人对此也是深信不疑。但老年人瘦，可能存在虚弱状态，不仅运动能力降低，跌倒和骨折风险增加，也容易患心血管疾病。有多项研究发现，老年人适当"胖一点"，超重或轻度肥胖者，反而具有较好的功能状态。还有些老年人是病理性的消瘦，常见的有慢性消耗性疾病，如心衰、结核病、慢性阻塞性肺疾病、肿瘤等，因此，要注意检查有无疾病带来的消瘦。

打打太极拳，做做八段锦

78岁的老王已经确诊心衰3年，轻度活动便会感到呼吸困难，平时每天能慢慢走3 000～4 000步。他偶然尝试了练习八段锦，练完后觉得很舒服。从此老王开始每周练2～3次八段锦，2个月后每天能走6 000步。老王又开始尝试学习杨氏太极拳，从每天仅能坚持10分钟，到半年后可以持续练习30分钟以上，他的体力慢慢得到了提升。

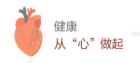
 小课堂　• • • • • • • • • • • • • • •

1. 传统功法中的古老智慧

传统功法，如太极拳、八段锦等，蕴含着丰富的古老智慧，这些智慧不仅体现在身体锻炼上，更涉及形神兼备、天人合一的深层次理念。首先，传统功法强调整体观念，视人体为一个相互联系的有机整体。在练习过程中，注重全身的协调与统一，而不是仅仅针对某一部位的锻炼。其次，意念的引导是非常重要的。练习者通过意念来引导气血的运行和身体的动作，从而达到身心合一的境界。传统功法中的动作既有动态的流动，也有静态的稳定，体现了动静结合的智慧，有助于提高身体的灵活性和稳定性。

2. 太极拳和八段锦对心脏的益处

太极拳是一种缓慢而流畅的武术运动，它集拳术、导引术和吐纳术于一体，具有健身、防身、修身等多重功效。在练习太极拳时，动作舒展而缓慢，全身肌肉得以放松，有助于心脏得到充足供血，同时不会加快心率，减轻了心脏的负担。此外，太极拳通过缓慢、深长、均匀的腹式呼吸，使人体肺部的氧气充足，对心脏病和肺病等疾病具有预防作用。

八段锦则是一种古老的健身运动，起源于北宋，由八种不同动作组成，具有舒展筋骨、调理气血、增强体质等作用。八段锦的动作简单易学，适合各个年龄段的人群练习。它注重全身的伸展和调理，对于改善身体素质、增强抵抗力等方面具有显著效果。

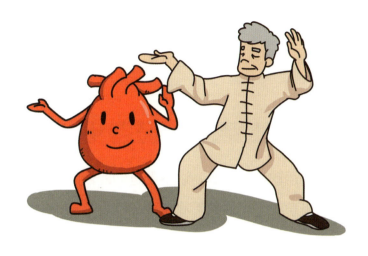

太极拳对心脏有益

 知识扩展

练习太极拳和八段锦有何妙招

掌握基本动作。太极拳的基本动作和姿势包含起势、揽雀尾、单鞭等。八段锦的基本动作包括：双手托天理三焦、左右开弓似射雕、调理脾胃须单举、五劳七伤向后瞧、摇头摆尾去心火、两手攀足固肾腰、攒拳怒目增气力、背后七颠百病消。

注重呼吸配合。太极拳和八段锦均强调呼吸与动作的协调。练习时应保持呼吸深长、缓慢、均匀，并随着不同的动作进行吸气和呼气。身体放松、动作缓慢连贯。在练习过程中，身体应保持放松状态，避免使用蛮力。动作应做到缓慢而连贯，确保每个动作之间的流畅过渡，避免出现突然的加速或停顿。

集中意念。练习时，应将意念专注于动作上，这有助于提高专注度，并能有效减轻心理压力。循序渐进、持之以恒。初学者应从

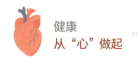
基础动作学起，逐渐增加动作的难度和练习的强度。定期练习，每周 2~3 次，并逐渐增加练习的时间。

误区解读

太极拳和八段锦运动强度太低，达不到运动的目的

错误。太极拳和八段锦虽然属于中低强度运动，但它们同样可以达到多样化的运动目的。它们的动作设计缓慢、柔和，有助于提高身体的柔韧性和灵活性。在练习过程中，需要在保持身体平衡的同时完成动作，这有助于提高身体的协调性和平衡能力。太极拳和八段锦注重呼吸与动作的协调，持续练习可以增强心肺功能，改善血液循环。虽然它们并非高强度运动的代表，但可有效增强肌肉的力量和耐力，适合各个年龄段和不同健康状况的人群，特别是对于老年人和处于康复中的患者来说，它们是一种安全且有效的锻炼方式。

答案：1. D；2. A；3. ×

健康知识小擂台

单选题：

1. 以下不属于心血管疾病的预测因素的是（　　）

    A. 高血压　　　　　　　B. 糖尿病

    C. 吸烟　　　　　　　　D. 身高

2. 估计人体腹部脂肪最简单实用的指标是（　　）

    A. 腰围

    B. 臀围

    C. 身体质量指数

    D. 理想体重

判断题：

3. 背着孩子抽烟就不会影响到孩子了。（　　）

心脏病预防和
康复自测题
（答案见上页）